適応範囲の拡大につなげる
コンポジットレジン修復Q&A

57の疑問をQ&Aスタイルで解決

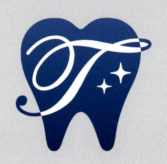

高橋真広・田代浩史 著

医歯薬出版株式会社

This book is originally published in Japanese
under the title of:

KONPOJITTO REJIN SHUFUKU Q & A
Direct Restoration of Composite Resin Q & A

TAKAHASHI Masahiro
Medical Corporation TDG, Total Dental Clinic Tokyo Aoi
TASHIRO Hirofumi
Tashiro Dental Clinic, Direct Restoration Center Hamamatsu

© 2025 1st ed.

ISHIYAKU PUBLISHERS, INC.
7-10, Honkomagome 1 chome, Bunkyo-ku,
Tokyo 113-8612, Japan

はじめに

　近年，コンポジットレジン修復関連の基礎研究や材料開発の努力によって，直接法コンポジットレジン修復の適応範囲は拡大しています．ボンディング材の歯質への浸透・硬化による強固な接着力の獲得と，コンポジットレジンの重合硬化後の強度・審美性の向上とが，臨床でのコンポジットレジン修復の適応症を大きく拡大する状況となっています．新しく開発されたコンポジットレジン修復関連材料の特徴を理解し，臨床適用における注意点を整理することが必要となります．

　日常臨床で遭遇する多くの症例で，コンポジットレジン修復を治療手段の最初の一手として採用し，口腔内環境が崩壊に向かうレストレーションサイクルを初期段階で停止させる取り組みは臨床上きわめて重要であり，患者の理解・協力のもとでわれわれ歯科医師が「MI 修復」の新しい方向性を模索していく必要があると考えます．

　本書では，筆者らが主宰するコンポジットレジン修復に関するハンズオンコース「JT コンセプト マスターコース～コンポジットレジン修復の発想転換～」のなかで，この 10 年間に話題にのぼった疑問点に関して，コンポジットレジン修復の臨床ステップの順に整理し，最新の臨床症例を通して解説します．

田代 浩史

目 次

Step 1 修復前準備 9

定期検診で初期むし歯を疑う状況を発見しました．患者さんへの治療介入の
説明として，有効な方法を教えてください． 10

臼歯部2級コンポジットレジン修復を行う予定です．メタルインレー修復と
比較して，どの程度の予後が期待できるのか教えてください． 12

2級修復におけるメタルインレー修復・コンポジットレジン修復・セラミック
インレー修復の特徴について，患者さんに説明する方法を教えてください． 14

メタルインレーの審美障害を主訴に来院した患者さんに，コンポジットレジン
修復で対応する予定です．効率よく修復を行うための前準備について教えて
ください． 16

前歯部修復における充填用シリコーンガイドの作製方法について，教えてく
ださい． 18

前歯が折れた患者さんが急患来院されました．当日の緊急対応について教え
てください． 20

正中離開症例において，患者さんに術後の状況を事前に説明する方法を教え
てください． 22

前歯部へのダイレクトベニア修復を計画しています．確実な接着を得るため
の，事前の歯面清掃方法について教えてください． 25

Step 2 窩洞形成 27

う蝕検知液の使用方法について，教えてください． 28

失活歯の効果的なう蝕除去方法について，教えてください． 30

う蝕治療における効率の良い感染象牙質の除去方法について，教えてください. ……………… 32

コンポジットレジン修復を前提とした窩洞形成における，浸潤麻酔の必要性について教えてください. ……………… 36

窩洞形成中の隣在歯への誤切削対策について，教えてください. ……………… 38

臼歯部隣接面の初期う蝕に対する「MI」を意識した窩洞形成方法について，教えてください. ……………… 40

コンポジットレジン修復におけるベベル付与の考え方について教えてください. ……………… 42

ホワイトマージンの発生防止対策について，教えてください. ……………… 44

Step 3　修復補助 ……………… 47

歯肉縁下窩洞形成後の歯肉排除について，教えてください. ……………… 48

臼歯部2級修復の防湿方法について，教えてください. ……………… 50

臼歯部修復におけるマトリックスシステム選択の基準について，教えてください. ……………… 52

マージンエレベーションテクニックについて，教えてください. ……………… 56

コンポジットレジン修復における，シェードテイキングのタイミングを教えてください. ……………… 58

歯肉縁下窩洞形成後の止血操作について，教えてください. ……………… 60

前歯部修復におけるマトリックスシステム選択の基準について，教えてください. ……………… 62

Step 4　接着操作 ……………… 67

修復内容による接着システムの選択について，教えてください. ……………… 68

窩縁部エナメル質へのセレクティブエッチングの必要性について，教えてください. ……………… 72

くさび状欠損などの Tooth Wear への接着操作について，教えてください. ……………… 74

SLDP 法について，教えてください. ………………………………………………………… 76

隣在歯や軟組織へ接着材の付着による影響や，飛散防止対策について教えて
ください. ………………………………………………………………………………………… 80

接着操作における被着面の血液・唾液汚染への対応について，教えてください. ……… 82

ホワイトニング終了後の歯質への接着操作の注意事項について，教えてください. ……… 84

Step 5 積層充填 …………………………………………………………………………… 89

コントラクションギャップ発生防止可能な積層充填方法について，教えてく
ださい. ………………………………………………………………………………………… 90

積層充填時のフロアブルレジンの使用方法について，教えてください. ………………… 92

積層充填時の各層のコンポジットレジンの厚さの目安について，教えてください. ……… 93

積層充填操作でのフロアブルレジンによるライニング操作での使用シェード
について，教えてください. …………………………………………………………………… 94

フロアブルレジンは臼歯部咬合面の修復に使用可能な強度をもつのか，教え
てください. …………………………………………………………………………………… 96

臼歯部修復における充填用シリコーンガイドを使用した充填術式について，教
えてください. ………………………………………………………………………………… 98

臼歯部修復における小窩裂溝部へのステイニングについて，教えてください. ………… 102

前歯部隣接面における小規模 3 級修復の効果的な充填術式について，教えて
ください. ……………………………………………………………………………………… 104

前歯部修復における充填用シリコーンガイドを使用した充填術式について，教
えてください. ………………………………………………………………………………… 106

正中離開症例での充填術式の注意点について，教えてください. ……………………… 108

失活歯へのダイレクトクラウン修復の充填術式について，教えてください. …………… 110

ダイレクトクラウン修復において，周囲が補綴歯の場合の色調再現について
教えてください． ································ 114

失活歯へのダイレクトクラウン修復において，再根管治療が必要になった場
合の対応について教えてください． ································ 116

ダイレクトブリッジ修復での積層充填操作のポイントを教えてください． ································ 120

ユニバーサルシェードコンセプトの新規コンポジットレジン：ES フロー
Universal の臨床での有効活用について，教えてください． ································ 122

ユニバーサルシェードコンセプトの新規コンポジットレジン：オムニクロマシ
リーズの臨床での有効活用について，教えてください． ································ 124

Step 6　光照射 ································ 127

大規模窩洞での光照射方法の注意点について，教えてください． ································ 128

充填するコンポジットレジンの色調による光照射時の注意事項について，教え
てください． ································ 129

光照射時の発熱による歯髄組織への影響について，教えてください． ································ 131

Step 7　形態修正・研磨 ································ 133

充填後のコンポジットレジン表面を滑沢な研磨面に仕上げるための研磨器材
の使用方法について，教えてください． ································ 134

隣接面部分への充填操作で生じたコンポジットレジンのバリを除去する方法
を教えてください． ································ 136

隣接面部分のような充填後の形態修正・研磨操作が困難な部位への対応につ
いて，教えてください． ································ 138

Step **8** 維持管理・補修 143

セルフケアにおける修復部位への清掃方法指導について，教えてください. 144

ダイレクトブリッジ修復やダイレクトクラウン修復など，大規模な修復後の破折時の対応について，教えてください. 146

ダイレクトブリッジ修復やダイレクトクラウン修復など，大規模な修復後のブラキシズムへの対応について，教えてください. 148

自費診療として行われたコンポジットレジン修復の費用設定や維持管理期間の費用負担について，教えてください. 150

コンポジットレジン修復部位が破折した場合の補修修復の接着操作について，教えてください. 152

Recommended materials!

吸引式防湿装置：Zoo（APT） 26

リングタイプリテーナー：3D リテーナー ストラタ G（モリタ） 46

トッフルマイヤー型リテーナー：マトリックスリテーナーセット（YDM） 66

ラバーウェッジ：ウェジェット（コルテン），スタビライザーコード（モリムラ） 88

セパレーター：アイボリー型セパレーター（YDM） 126

コンポジットレジン研磨ポイント：ダイヤコンププラスツイスト CA 用（EVE） 132

コンポジットレジン修復に関するハンズオンコース 156

※本書における術中の写真は，ミラーで確認する場合にはミラー像で掲載しています

Step 1
修復前準備

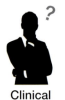

Clinical ?

定期検診で初期むし歯を疑う状況を発見しました．
患者さんへの治療介入の説明として，有効な方法を教えてください．

Answer

定期検診時に初期う蝕が発見された場合，患者さんには自覚症状がないことが多いと思います．自覚症状のない患者さんに切削してう窩が直視できる状況となる前段階で，治療介入の必要性について客観的に理解してもらう必要があります．そのための具体的な方法として，小窩裂溝部であれば半導体レーザーを活用した蛍光強度測定，隣接面部であれば咬翼法X線撮影や歯間離開法などがお勧めです．

臼歯部の小窩裂溝部 初期う蝕への診査方法

　自覚症状のない初期う蝕に関して，切削前の段階で治療介入の必要性について客観的に理解してもらう必要がある場合の具体的な方法として，小窩裂溝部であれば半導体レーザーを活用した蛍光強度測定「ダイアグノデントペン」の活用が有効です．初期う蝕の検出能力はX線診査と比べてその信頼性が高く[1,2]，またデジタル表示される2桁の数値により客観的な判定と説得力のある患者説明が可能です．

　測定値「00〜15」の場合には清掃指導のみ行い，経過観察．「15〜40」の場合には，清掃指導と定期的なフッ化物塗布を行い，定期健診の受診間隔を短縮するように指導します．測定値「40」を超えた場合には，X線画像と合わせて総合的に診断し，患者説明の後にコンポジットレジン修復へと移行します．

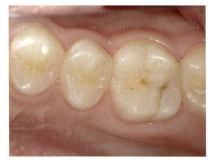

6| に初期う蝕を疑う状況が発見された

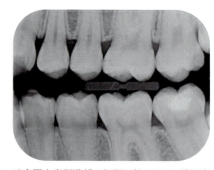

咬合面小窩裂溝部の初期う蝕では，X線写真による判定は困難

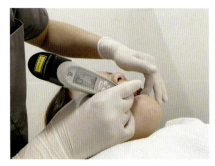

半導体レーザーを使用した初期う蝕の検出装置「ダイアグノデントペン」を使用

Step 1 修復前準備

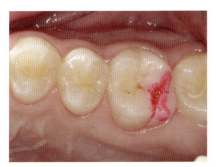
6) う窩開拡後のう蝕検知液による染色

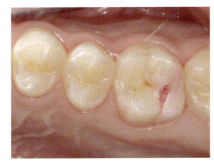
水洗・乾燥後，感染象牙質の範囲を確認

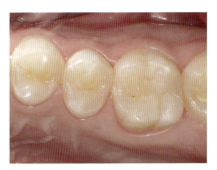
コンポジットレジン修復の完了後

前歯部の隣接面部 初期う蝕への診査方法

　前歯部のブラックトライアングル閉鎖を目的として来院した患者に対し，隣接面接触点部分の修復前診査としてアイボリーセパレーターを使用しました．歯根膜の厚さ（100〜200μm）の範囲内でアイボリーセパレーターのくさび型の歯間離開機構を活用して歯牙を移動させ，歯間部に200μm程度の間隙を形成．この間隙により，着色およびエナメル質の初期脱灰部分を直視により確認可能となります．歯面清掃と初期脱灰部分の除去後，3Dクリアマトリックスとフロアブルレジンのコンビネーションにより，隣接面部分のコンポジットレジン修復を行いました．

　アイボリーセパレーターの使用に際し，歯牙移動に伴う疼痛を制御するため，患者と相談のうえで歯根膜部分に局所麻酔を行うことも，有効な対処法となります．

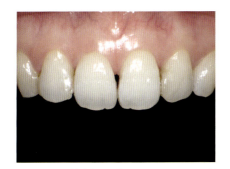
主訴は上顎前歯部のブラックトライアングルによる審美障害．隣接面の初期う蝕を疑う状況

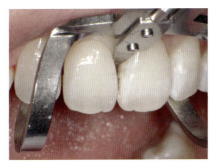
アイボリーセパレーターによる歯間離開．接触点部にエナメル質表層の初期う蝕を確認

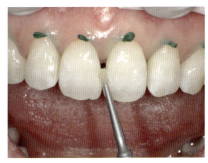
窩洞形成・歯肉排除後の接着操作

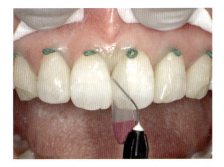
3Dクリアマトリックス（モリムラ）内へのフロアブルレジン充填

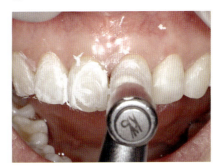
ポリッシングペーストを使用した仕上げ研磨

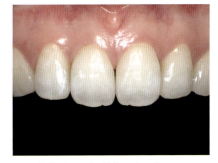
コンポジットレジン修復の完了後

文献

1) Lussi A, et al. Clinical performance of a laser fluorescence device for detection of occlusal caries lesions. Eur J Oral Sci. 2001；109(1)：14-19.
2) 日本歯科保存学会編．う蝕治療ガイドライン　第2版．永末書店，2015．

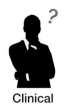

Clinical

臼歯部2級コンポジットレジン修復を行う予定です．メタルインレー修復と比較して，どの程度の予後が期待できるのか教えてください．

Answer

文献的には，5年程度の予後で直接法修復と間接法修復に有意差なしとなっています．しかしながら，その修復治療が初発のう蝕治療なのか，再修復なのかで予後が変化しうると考えられます．初発のう蝕治療の場合は，文献的に直接法・間接法の予後において有意差なしとなっており，予後が期待できますので，健全歯質の切削量の少ないコンポジットレジン修復を勧めています．

臼歯部2級修復の文献的予後

金銀パラジウム合金を用いた修復治療は，日本の保険診療独特のルールに基づく治療ですので，臼歯部2級コンポジットレジン修復とメタルインレー修復の予後を文献として探すのは難しいですが，エビデンスレベルが比較的高いとされているRCT研究における5年程度の予後で，直接法修復と間接法修復において有意差なし[1]となっています．

治療対象歯が臼歯といっても小臼歯なのか大臼歯なのかといった歯種の問題，また最後方臼歯なのかそうでないのかといった，残存歯の咬合接触の状態によっても予後に変化が予想されます．そして，その歯に対する治療が初回なのか再治療なのか（初発のう蝕治療なのか再修復なのか）によっても予後に変化が予想され，修復手段の選択が異なってくると考えています．

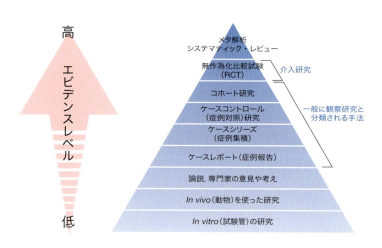

科学研究の「エビデンスピラミッド」．上にいくほどエビデンスレベルが高い

Patients（対象）
　被験者157人（年齢の中央値54.9歳，35〜81歳），176窩洞
Intervention（介入）
　上顎小臼歯の1咬頭を失った歯牙に対する2級修復
Comparison（比較するもの）
　92窩洞は直接法，84窩洞は間接法
Outcome（調べたい指標＝結果）
　観察期間は中央値で5.6年（術後最低4.5年経過）破折，脱離や歯髄症状などは失敗に分類

<u>survival rateは直接法89.9％，間接法83.2％と直接法のほうが高かったが有意差なし</u>

文献1の概要．臼歯部2級修復の文献的予後（PICO）

Step 1 修復前準備

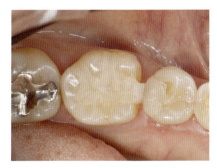
6 セラミックインレーの破折を主訴に来院

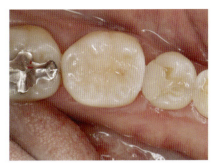
6 コンポジットレジン修復の完了後（5 セラミックインレーは治療未介入）

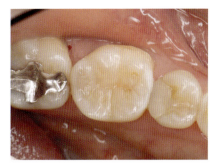
6 修復後1年経過．経過良好（5 セラミックインレーは治療未介入）

臼歯部2級修復の臨床的予後

　他院にて装着された 6 のセラミックインレーが破折して来院されました．旧修復材料をすべて除去しても直接修復に必要な健全歯質が保存できたので，コンポジットレジン修復を行いました．2年半経過時点で後方の 7 のメタルインレー修復物が脱離してきたので，こちらもコンポジットレジン修復を行いました．

　2年半経過後の直接法修復と間接法修復を比較すると，間接法での修復は修復物周囲のセメント部分，ならびに露出した象牙質に摩耗が観察されます．この原因を考察すると，セラミックインレーはレジンセメントを用いて接着していると考えられますが，レジンセメントは充填用コンポジットレジンに比べると物性が低いため，経時的な摩耗が予想されますが，実際の臨床予後もそのようになっています．メタルインレーはグラスアイオノマーセメントを用いて合着することが多いので，レジンセメントと比較してセメントのさらなる物性の低下が予想されます．本症例のメタルインレーが脱離した部分を見ると，セメントの物性の低さも影響しているのか，二次う蝕が観察されます．

　このように，セメントを必要とする間接法修復と比較して，セメントレスで歯質と接着できるコンポジットレジン修復は予後が良いと考えています．さらに，初発のう蝕治療においては，歯質・歯髄の保存という意味で，う蝕を取りきったところで窩洞形成が終了するコンポジットレジン修復は利点があります．メタルインレー修復の場合はう蝕を取りきった後，インレー窩洞形成が必要となるため歯質の切削量が多くなり，結果として歯の寿命という観点で予後が悪いと考えています．

　一方で，コンポジットレジン修復の欠点は，メタルに比べた物性の弱さです．現行の接着システムとコンポジットレジンを用いた場合は，接着界面での破壊は減少しています[2]が，コンポジットレジン自体の物性の弱さから咬合力が過度に加わった場合，コンポジットレジン内での凝集破壊が起きることがあります．しかし，そういった場合でも補修修復で対応すればよく，歯質が失われていないため，歯の寿命にとっては問題ないと考えています．

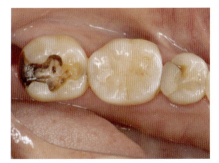
6 術後2年半．7 メタルインレー脱離

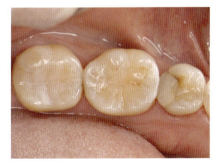
7 コンポジットレジン修復の完了後

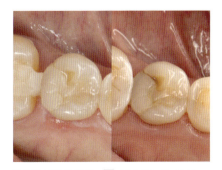
2年半予後の比較．5 セラミックインレーでは，セメントラインならびに露出した象牙質に摩耗が見られる

文献
1) Fennis WM, et al. Randomized control trial of composite cuspal restorations：five-year results. J Dent Res. 2014；93（1）：36-41.
2) Hosaka K, Tichy A, Ikeda M, Nakagawa K, Sadr A, Tagami J, Takahashi M, Sato K, Nishitani Y, Klein-Junior CA, Pashley DH, Nakajima M. Ultra-high-speed videography of resin-dentin interface failure dynamics under tensile load. Dent Mater. 2019；35(7)：e153-e161.

Clinical

2級修復におけるメタルインレー修復・コンポジットレジン修復・セラミックインレー修復の特徴について，患者さんに説明する方法を教えてください．

Answer

当院での初期う蝕に対する2級修復の第一選択は，コンポジットレジン修復です．一方，再修復処置の場合は上記3種類があり，費用面で保険診療を選択された場合はメタルインレー修復となります．

自費診療を選択された場合は，咬頭被覆の有無や，歯種，咬合などを総合的に考え，適したものをお伝えしています．フローチャートを参考にご説明いただくと良いと思います．

臼歯部2級修復

臼歯部2級修復は毎日遭遇する処置で，患者への説明の頻度が高い治療と思われます．初発のう蝕に対する修復か再修復か，歯種，残存歯の状態によっても対応が変わってきます．

初発のう蝕治療の場合

初発のう蝕治療に関しては，コンポジットレジン修復を第一選択として治療を行っています．歯髄に近接する場合はMTAを用いた歯髄保存（保護）も含めた自費コンポジットレジン修復を説明しています．その際，歯髄の保存の重要性と，それを担保するための確実な辺縁封鎖を得るために，ラバーダムも含めた確実な接着操作が必要となること，それが再治療を抑制させ，歯の寿命を延長しうることを説明しています．

再修復治療の場合

再修復治療の場合は，小臼歯か大臼歯かで治療選択・説明が変わります．

小臼歯の場合は，多くのケースにおいてはコンポジットレジン修復が第一選択となります．まれなケースとして失われた歯質が多い場合は，インレーではなく破折のリスクも考え，クラウン（あるいはオクルーザルベニア）を選択することがあります．コンポジットレジン修復を行う際の説明のポイントは，再修復となった理由が脱離にしろ二次う蝕にしろ，旧修復治療の際に確実なう蝕の除去，それに次ぐ確実な接着操作が行われていないことが再修復が必要となってしまった理由であることを，きちんと説明することだと思います．それに加え，間接法に比べて健全歯質が保存できることもつけ加えると良いと思います．

大臼歯の場合は咬合の問題が絡んでくること，咬頭を被覆するアンレーも選択肢に入ってくるため，もう少し複雑になります．二次う蝕と修復物の脱離の場合に分けて考えをお示しします．二次う蝕が旧修復材料の歯頸側にできている場合は，自費コンポジットレジン修復の説明となります．二次う蝕が旧修復材料の咬合面マージンにできてしまった場合，う蝕が咬頭を含まなければ，同じく自費コンポジットレジン修復の説明となります．この際の説明のポイントも小臼歯と同様，旧修復治療との対比を説明することとなります．一方，二次う蝕により

咬頭が失われてしまった場合，機能咬頭かどうか，最後方臼歯かどうかなども考慮に入れ，咬頭を被覆することも検討しなければなりません．咬頭を被覆する場合は，セラミックインレー（アンレー）を説明します．

　旧修復材料が脱離して二次う蝕がない場合は，セメントの劣化か咬合（力）による問題かを考えます．セメントの劣化による場合は，自費コンポジットレジン修復を説明します．この際の説明のポイントも今までと同様，確実な接着と健全歯質の保存になります．一方，咬合（力）による問題を含む場合もあります．特に最後方臼歯においては，咬合の負担が大きい部位です．コンポジットレジンではその咬合力に耐えきれず摩耗や破折が起きる場合があり，メタルインレーではマイクロクラックによる脱離や歯髄症状が起きてくる場合があります．その際は，セラミックインレー（アンレー）を説明します．この際のポイントは，セラミックはきちんと歯質と接着すること，印象精度が高いこと，縦破折を防ぐために多少歯質の切削が必要になることなどを説明します．

まとめ

　2級修復治療においてコンポジットレジン修復の出番は多く，そのなかでも初発のう蝕を除き，自費コンポジットレジン修復の説明をする場面はたくさんあります．健全歯質の保存と確実な接着による歯の寿命の延長をきちんと患者に説明することで納得いただける機会も増えると思います．それでも，「費用的な問題で」と言われてしまった場合は，メタルインレー修復を選択することとなります．

　最後に，本項目を整理したフローチャートを紹介いたします．

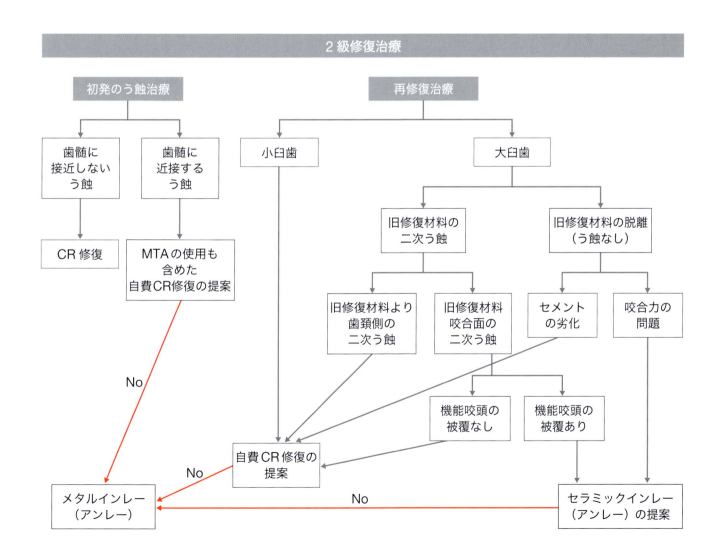

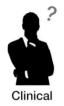

メタルインレーの審美障害を主訴に来院した患者さんに，コンポジットレジン修復で対応する予定です．効率よく修復を行うための前準備について教えてください．

Answer

メタルインレー修復からの審美改善方法には，直接法での対応と間接法での対応とがあります．間接法での対応では模型上での形態回復が効率よく可能ですが，直接法での対応では隔壁法を駆使して，適切な隣接面形態を付与する必要があります．

メタルインレー装着状態の歯冠形態を参考とする充填用シリコーンガイドの使用と，マトリックスシステムの適切な選択により，直接法コンポジットレジン修復での効率の良い隣接面の形態回復が実現します．

臼歯部修復における充填用シリコーンガイドの作製

　臼歯部のメタルインレー修復からの審美改善において，適切な隣接面形態を構築して隣在歯との緊密な接触関係を回復することは，比較的難易度が高いと考えます．通常の術式としては，メタルインレー除去後にさまざまな2級修復用のマトリックスシステムのなかから窩洞形態に合わせて器材を選択し，適切な位置に設置することで，完成度の高い隣接面形態の再現が可能となります．

　しかしながら，メタルインレー修復の規模が大きい場合には，既製のマトリックスシステムの適応が困難な場合もあり，コンポジットレジン直接修復の難易度は高くなります．このような状況では，メタルインレー除去前の歯冠形態をシリコーン印象材にて記録し，修復操作における充填用シリコーンガイドとして活用する方法が効率的だと考えています．

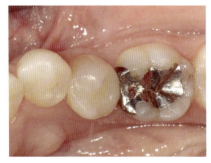

6 メタルインレー修復の審美改善が主訴

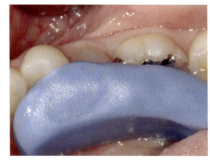

トクヤマ インプリンシス パテ（トクヤマデンタル）での舌側充填用シリコーンガイドの作成

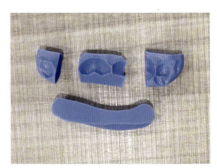

近心舌側隅角部の形態再現を目的とし，必要なサイズに充填用シリコーンガイドをトリミング

Step 1 修復前準備

充填用シリコーンガイドを使用した隣接面形態の再現方法

　臼歯部メタルインレーの審美障害を主訴に来院した患者に対し，メタルインレー撤去前の歯冠形態活用による充填操作効率化を目的とし，口腔内で充填用シリコーンガイドを作製した症例．術前のメタルインレー修復の形態から予測して，インレー除去後の窩洞形態は近心舌側隅角部が失われ，既製のマトリックスシステムの適応のみでは隣接面形態の再現が困難であると考えました．

　作製した充填用シリコーンガイドを，接着操作後の窩洞に対して適合させ，マトリックスシステム設置の難易度を下げるために必要な部位にのみフロアブルレジンを設置して，重合硬化させます．この操作により窩洞の隣接面部の欠損形態は縮小し，比較的難易度の低い通常の2級修復へと変化します．どの程度の規模の2級修復が最も対応しやすいのか，ご自身が得意な窩洞規模とマトリックスシステムの組み合わせを把握しておくと良いでしょう．

　本症例は，自費診療としてのコンポジットレジン修復が行われました．

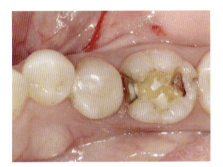
メタルインレー除去後

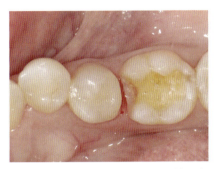
感染歯質除去後の窩洞形態．近心舌側隅角部の形態が失われ，隔壁設置の難易度が高い状態

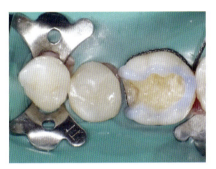
ラバーダム防湿後，接着操作を開始．エナメル質窩縁へのセレクティブエッチング処理

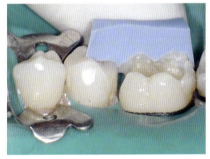
充填用シリコーンガイド上での近心舌側隅角部へのフロアブルレジン充填操作

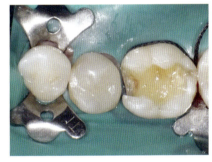
近心舌側隅角部の形態が再現され，マトリックスシステム装着が可能な窩洞形態となった

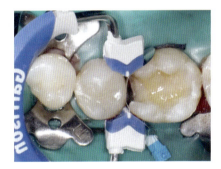
3Dメタルマトリックスとリングタイプリテーナー（ギャリソンデンタル：モリタ）の設置

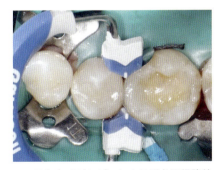
ペーストタイプレジンによる近心辺縁隆線部の形態再現

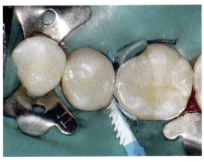
ペーストタイプレジンによる咬合面の形態再現．咬頭ごとに形態付与を行った

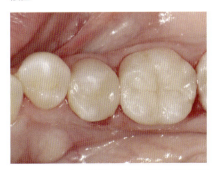
2級メタルフリー修復の完了．適切な隣接面形態の回復を完了

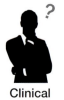

Clinical

前歯部修復における充填用シリコーンガイドの作製方法について，教えてください．

Answer

前歯部修復では，歯冠部のどの程度の範囲が欠損し，修復対象となっているかにより 充填用シリコーンガイドの必要性を判断することになるでしょう．充填用シリコーンガイドとは，前歯部修復における主に口蓋側面の充填操作をアシストしてくれる有効な修復前準備であると思います．パテタイプのシリコーン印象材を使用する方法が簡便で，効果が高いと考えています．

前歯部修復における充填用シリコーンガイドの作製方法

　大規模な前歯部修復において，その歯冠形態をフリーハンドで回復することは困難であり，術前の歯冠形態を参考にして，可能な限りシンプルな術式で充填操作を進められるような修復前準備が重要となります．

　充填用シリコーンガイド作製には，パテタイプのシリコーン印象材（インプリンシス パテ）を使用し，次に示すようなステップで準備を進めます．シリコーン印象材のベースとキャタリストとを混和する際には，天然ゴム（ラテックス）製の手袋は，その成分（硫黄成分）がシリコーン印象材の硬化阻害を起こす可能性があるため，プラスチック製の手袋などを使用する必要があります．

　修復部位を含めた周囲数歯分の領域をカバーする程度の範囲で充填用シリコーンガイドを作製し，充填時の変形を回避するために厚さ8 mm程度を確保すると，口腔内で使いやすいと思います．

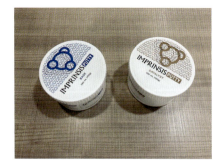

トクヤマ インプリンシス パテ（トクヤマデンタル）

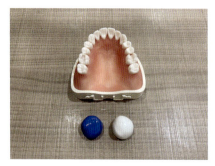

上顎前歯用：直径1.5 cm程度の分量でベース・キャタリストを等量採取する

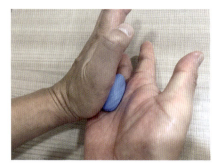

素手で混和する（ニトリル・プラスチックも使用可）

Step 1 修復前準備

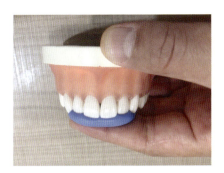
混和開始1分後，上顎前歯の口蓋側に圧接して形態を整える（厚さ8mm程度）

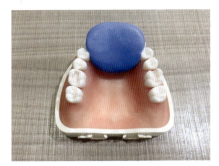
硬化まで3分程度は圧接状態で保持して変形を防止する

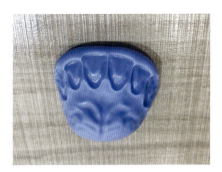
細部の再現性を確認して，充填用シリコーンガイドの準備を完了

充填用シリコーンガイドを使用したダイレクトクラウン修復

前歯部の補綴物脱離を主訴に来院した患者に対し，持参した補綴物をいったん口腔内に復位し，口腔内で充填用シリコーンガイドを作製した症例です．感染根管治療後，歯根上部の象牙質表面より徹底して感染象牙質を除去して接着環境を整え[1]，2ステップセルフエッチングシステムの象牙質接着力に依存したダイレクトクラウン修復にて歯冠形態を回復しました．

本症例のように，歯肉縁上の残存歯質量がきわめて少ない症例では，従来の間接補綴による歯冠形態回復方法に代わり，安定した象牙質接着強度に依存したコンポジットレジン修復による直接歯冠形態回復が有効な状況も多いと考えます．しかし，この際に問題となるのが歯冠形態回復の難易度の高さであり，この点を解決してシンプルな充填術式を提供してくれるのが，充填用シリコーンガイドであると考えます．

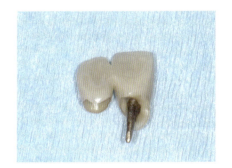
連結補綴物の脱落が主訴

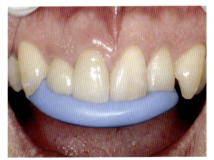
脱離した補綴物を復位して，口腔内にて充填用シリコーンガイドを作製

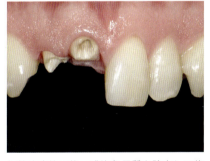
根管治療終了後，感染象牙質を除去して修復前準備が完了した状態

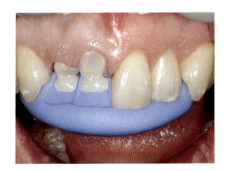
接着操作後，充填用シリコーンガイド上でのフロアブルレジン充填操作

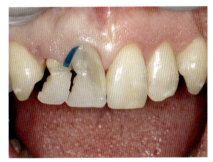
3Dクリアマトリックス（Kerr）とフロアブルレジンによる隣接面形態の再構築

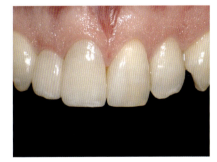
ダイレクトクラウン修復の完了

文献
1) Yoshiyama M, et al. Bonding ability of adhesive resins to caries-affected and caries-infected dentin. J Appl Oral Sci. 2004；12（3）：171-176.

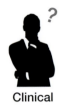

Clinical

前歯が折れた患者さんが急患来院されました．
当日の緊急対応について教えてください．

Answer

破折部位が歯肉縁上なのか縁下なのか，露髄があるのかないのかで対応が変わってくるかと思いますが，今回は歯肉縁上で露髄なしを想定してお答えいたします．

この場合，最優先事項は歯髄の保護となり，次いで審美性の可及的な回復となります．接着性のあるコンポジットレジンを用いて歯髄の保護と同時に仮充填を行い，仮充填を元に，充填用シリコーンガイドを作製します．後日，歯髄症状などを確認した後，コンポジットレジン修復を行います．

歯髄の保護と審美性の回復を可能とするコンポジットレジンによる仮充填

破折した歯は多くの場合，象牙質が露出しています．露出した象牙質は象牙細管が開口しており，歯髄が細管経由で細菌に曝露する可能性が高くなります．健康な歯髄であれば歯髄内圧があり[1]，細管への細菌の侵入をある程度阻止してくれると考えられますが，時間の経過とともに感染のリスクは増大します．そこで，露出した細管を封鎖することと，審美性の回復を目的として歯質接着性のあるコンポジットレジンでの仮充填を行います．この仮充填によって，最終修復の前準備としての充填用シリコーンガイドも作製することが可能となります．修復前準備が完了し，次回来院時の最終修復の際は歯髄に近接した象牙質と接着しているコンポジットレジンは残します．補修修復を応用することで，歯髄も保護したまま，審美性の回復も可能となります．

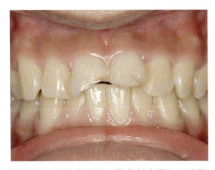

来院時の口腔内写真．救急対応医にて歯髄を保護する処置が行われている（15歳，男性）

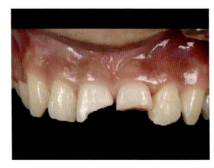

1|1 の歯髄を保護している材料を慎重に除去

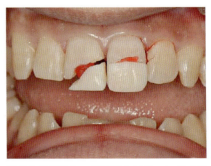

破折片を復位し，充填用シリコーンガイドを作製

Step 1 修復前準備

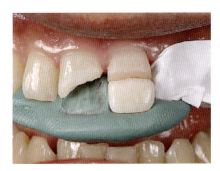
充填用シリコーンガイドを用い破折片を復位し，口蓋側をフロアブルレジンにて固定

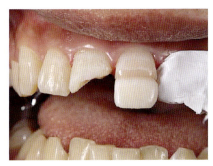
歯頚側のシェードを参考に隣接面・唇面を充填していく

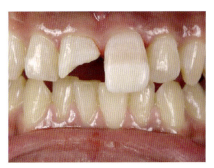
1| の修復処置が完了した

破折した歯の破折片も使用したコンポジットレジン修復

　外傷による前歯部の破折で来院した患者に対し，破折片も使用してコンポジットレジン修復した症例．他院にて救急処置としてスーパーボンドを用いて歯髄を保護済みの状態で来院しました．必要な診査を行った後，回転切削器具と超音波スケーラーを用いて，拡大視野での術者の視覚と患者の痛覚を頼りに慎重に歯髄を保護している材料を除去しました．ついで，持参した破折片をいったん口腔内にて復位し，口腔内でシリコーンパテを応用し，破折片を固定する充填用シリコーンガイドを作製しました．その後，隣在歯をテフロンテープで保護した後，残存歯質，破折片ともに，接着操作を行い，充填用シリコーンガイドを用いて，破折片を復位・固定し，不足部分をコンポジットレジンを用いて修復を行いました．

　破折片は長い間口腔外にあったため完全に乾燥し，明度が上昇しているので，残存歯質のシェードを指標としてシェードセレクションを行いました．術後2週間の状態では，破折片が吸水し，明度が下がり残存歯質との色調適合性が得られてきているのがわかります．破折片を復位使用するメリットは，マメロンに代表される若年者の前歯に観察される微細構造を保存できることにあると考えています．

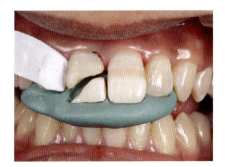
1| も同様に破折片を充填用シリコーンガイドを用いて復位・固定

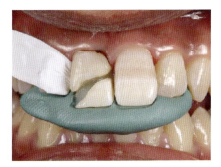
フロアブルレジンを用いて舌側を固定

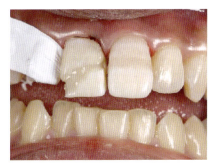
マトリックスも使用しながら隣接面の充填操作を行う

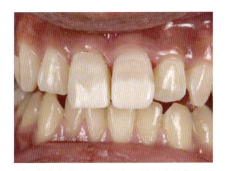
1| の修復処置が終了した．破折片は乾燥により明度が上昇している

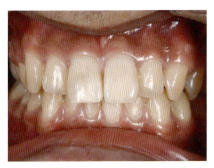
術後2週間．破折片が吸水し明度が下がり，残存歯質との調和が得られてきている

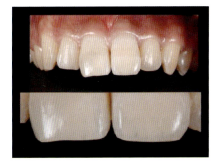
切縁部には微細構造が観察できる．

文献

1) Heyeraas KJ. Pulpal hemodynamics and interstitial fluid pressure：balance of transmicrovascular fluid transport. J Endod. 1989；15（10）：468-472.

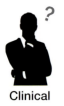

正中離開症例において，患者さんに術後の状況を事前に説明する方法を教えてください．

Answer

正中離開症例における患者さんへの治療内容の説明には，術後の状態をイメージできるようにコンポジットレジンによる仮充填を行い，口腔内で歯冠形態の変化を実感していただくことが効果的だと思います．仮充填の段階では接着操作を行わず，ペーストタイプレジンを歯面に載せて形態付与・光照射を行うことで，充填後のイメージを共有することができます．

前歯部修復における仮充填による術後イメージの共有

　前歯部における歯間離開症例への対応策として，健全歯質への切削介入を排除した治療方法を希望する患者も多く，審美的なコンポジットレジン修復対応が第一選択となる場面も多くなっていると思います．昨今のアライナー矯正治療におけるシミュレーションソフトを活用した術後イメージ画像の提供など，患者との治療後のイメージ共有に取り組んでいる先生方も多いと思います．

　一方で，コンポジットレジン修復を活用した歯間離開症例への対応や，ダイレクトベニア修復を予定している色調改善症例などにおいては，口腔内でのコンポジットレジンの歯面への直接設置により，術後イメージを共有する方法が効果的であると考えています．術前の歯冠部歯質への切削を行わず，レジンペーストの築盛のみで歯冠形態の審美的変更が可能な状況を説明することで，患者のコンポジットレジン修復への心理的ハードルを下げる効果もあると思います．

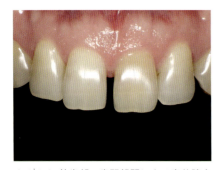

２|１|２ 前歯部の歯間離開による審美障害が主訴

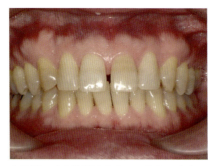

臼歯部の咬合状態は安定しており，患者は矯正治療による審美改善を希望していない

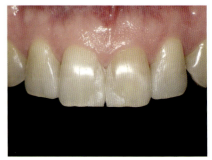

接着操作を行わず，２|１|２ それぞれの近心部にペーストタイプレジンを歯面に載せて形態付与

Step1 修復前準備

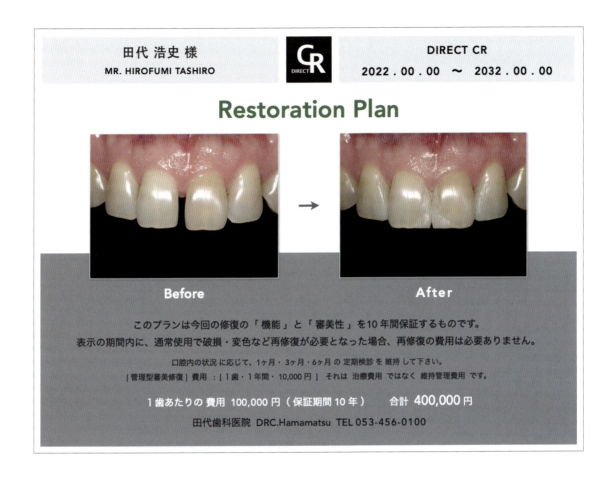

患者説明用資料の活用

　ペーストタイプレジンを活用した仮充填の状況を写真撮影し，術前状態と比較可能な患者説明用資料の作成を行うことで，修復に対する患者の理解度は高まると考えます．特に自費診療として行われるコンポジットレジン修復では，患者の家族への治療内容の説明にも有効に活用していただけると思います．

　コンポジットレジン修復はメインテナンスフリーで審美性と機能性が長期間維持できる修復方法ではありませんから，術後の維持管理の重要性を患者やその家族に理解していただくことが大切です．定期的なメインテナンスに通院していただくことを前提に，健全歯質への切削介入を最小限に抑えた審美改善修復が可能である点や，また破折や変色等の予後不良に関しても再研磨や補修修復により対応可能な点に関しても，事前にお伝えする必要があるでしょう．

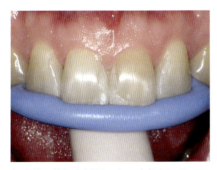

仮充填の状況を活用した，充填用シリコーンガイドの作製

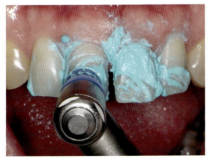

ノンフッ素歯面研磨ペーストでの接着操作前の歯面清掃

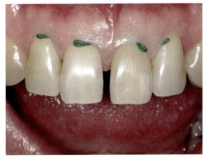

圧排糸（シュアコード：ヨシダ）による歯肉排除

仮充填の状況を活用した充填用シリコーンガイドの作製

　仮充填操作による歯冠形態修正の状況を活用した充填用シリコーンガイドの作製により，充填操作の効率と正確性は格段に向上すると考えられます．特に仮充填により構築された正中部の切縁隅角の形態を，実際の充填操作で正確に再現するためには充填用シリコーンガイドの使用が不可欠です．

　また，接着操作前に行う被着面前処理として，歯面清掃による接着阻害因子の除去も重要となります．特に歯間離開部への充填操作では，歯肉縁下の歯根面象牙質から接触点付近の無切削エナメル質までの範囲が接着対象となり，歯肉縁下の歯根面バイオフィルム・プラークの歯面研磨ペーストによる除去，圧排糸挿入による血液・唾液等の抑制が重要です．歯面研磨ペーストはソフトタイプのPMTC用ラバーカップ（プロカップ：Kerr）内に塗布して使用し，2,000回転以内の低速回転で歯肉縁下にもラバーカップエッジを慎重に挿入して清掃します．

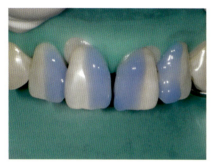
接着対象部位となるエナメル質へのリン酸エッチング処理

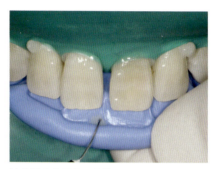
接着操作完了後，充填用シリコーンガイドを活用した切縁隅角部へのフロアブルレジン充填

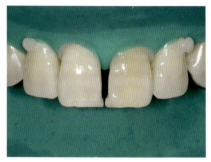
歯冠幅径の左右対称性を考慮して，切縁隅角部を再現

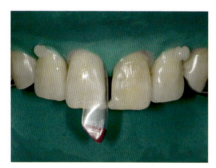
|2 3Dクリアマトリックス（モリムラ）の設置位置確認

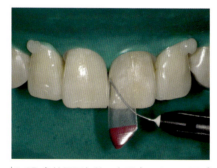
|1 3Dクリアマトリックス内へのフロアブルレジン充填

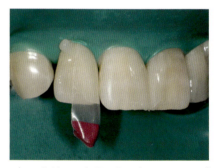
2| 3Dクリアマトリックス内へのフロアブルレジン充填

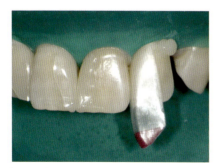
|2 3Dクリアマトリックス内へのフロアブルレジン充填

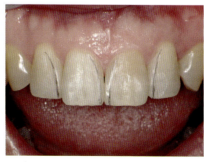
2 1|1 2　唇側面の近心部に新たに設定される隆線の位置を確認して，形態修正・研磨操作

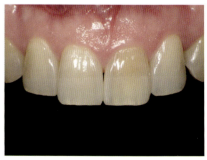
術後．前歯部の歯間離開を無切削で修復完了

Step 1 修復前準備

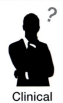

Clinical
前歯部へのダイレクトベニア修復を計画しています．
確実な接着を得るための，事前の歯面清掃方法について教えてください．

Answer
ダイレクトベニア修復は，無切削での修復処置になる場合と，切削を伴う修復処置になる場合があります．無切削での修復処置になる場合は，対象となる歯面に付着するプラークだけでなく，ペリクルの除去もしたいので，エアフローやサンドブラストを使用します．また，切削を伴う修復処置の場合は，無切削の部分に対しては，上記のような歯面清掃処置を行う必要があります．

前歯部へのダイレクトベニア修復

　コンポジットレジンによるダイレクトベニア修復のメリットは，その場での色の調整が可能になることと，経時的なトラブルへの対応が容易であること，そしてポーセレンラミネートベニアでは適応とならない象牙質接着が可能であることがあげられます．デメリットとしては，最低1mm程度の厚みがないとそのレジン本来の発色が得られない[1]ことがあげられます．そういったメリットデメリットを勘案しながら，修復手段を選択します．ここでは，ダイレクトベニア修復となった場合の歯面清掃方法についてお伝えします．

　修復当日までに，歯周組織の状態をコントロールしておくことは一番重要なことで，炎症を残してしまうと，歯肉縁付近を触る清掃や充填器の操作などで，簡単に出血してしまい，修復処置を行うことは難しくなってしまいます．無切削での処置となる場合は，歯周組織の状態をコントロールしながらプラークだけでなくペリクルも除去したいので，エアフローやサンドブラストを使用して歯面清掃を行っています．

　サンドブラストを用いる際は，隣在歯にテフロンテープを巻いて保護することも行っています．歯肉縁付近については，エアフローもサンドブラストもコントロールが難しく歯肉を傷つける恐れがあるので，前述（正中離開の項目）のように，ラバーカップを用いて歯肉縁下までの清掃を行っています．

　また，近年ではカタナクリーナー（クラレノリタケデンタル）のような歯面清掃剤も併用することで，各方法の足りないところを補完しながら，術前準備の精度の向上に努めています．

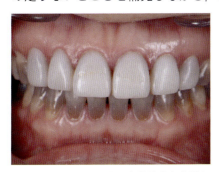

テトラサイクリンによる審美障害を主訴に上顎6前歯にダイレクトベニア修復（術後11年経過）

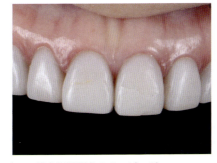

1| の遠心切縁隅角のチッピング

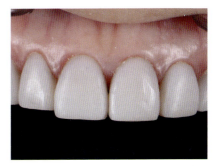

サンドブラスト後，シラン処理を行い補修修復を行い，1|1 の再研磨を行った

文献
1) Nakajima M, Arimoto A, Prasansuttiporn T, Thanatvarakorn O, Foxton RM, Tagami J. Light transmission characteristics of dentine and resin composites with different thickness. J Dent. 2012 ; 40 Suppl 2 : e77-e82.

25

Recommended materials!

吸引式防湿装置：Zoo（APT）

　術野の汚染防止や湿度のコントロールの観点から，コンポジットレジン修復時の防湿は非常に重要な修復前処置となります．一般的には防湿の精度や修復時の操作性向上のため，ラバーダム防湿が選択されることが多いですが，修復部位によってはラバーダムシートが術野に干渉して修復操作が困難な場合もあります．そのような場面では，充填時の操作性の高い術野の確保と，確実な防湿効果とを両立する方法として，吸引式防湿装置Zoo（APT）の活用が有効な修復補助方法となる可能性があります．

　Zooは歯科用チェアーのバキューム装置に直接接続可能で十分な吸引力が確保され，またアルミワイヤーが通ったシリコーン製のチューブは柔軟性が高く，口腔内での設置場所を自由に設定可能です．シリコーンチューブに一定間隔で開けられた小孔からの唾液吸引能力はきわめて高く，術野周辺の口腔内湿度はラバーダムシステム装着に匹敵するレベルまで低下します．

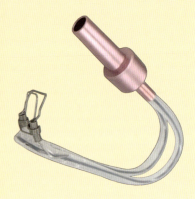

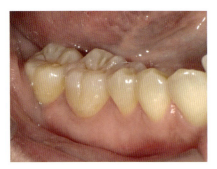

6⏋歯頚部付近の知覚過敏症例．軽度の擦過痛もありコンポジットレジン修復での対応を計画

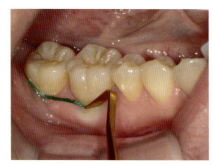

圧排糸（シュアコード：ヨシダ）を使用して歯頚部歯質と周囲軟組織とを隔離

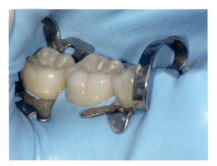

ラバーダム装着時の6⏋歯頚部への繊細な接着操作・充填操作は困難

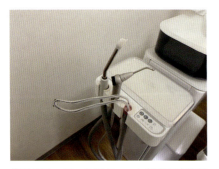

歯科用チェアーのバキューム装置に直接接続可能

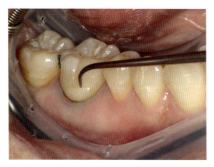

Zoo設置後，6⏋歯頚部への接着操作・フロアブルレジン充填

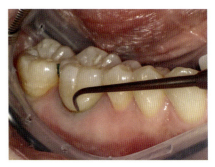

分散された適度な吸引力によりフロアブルレジン充填位置の繊細なコントロールが可能

Step 2

窩洞形成

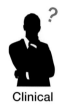

う蝕検知液の使用方法について，教えてください．

Answer

市販のう蝕検知液は，カリエスディテクターとカリエスチェックがあります．カリエスディテクターはう蝕象牙質内層まで染色され，カリエスチェックはう蝕象牙質外層のみが染色されるようになっています．生活歯においてはカリエスチェックを使用し，失活歯においてはカリエスディテクターを使用する，という使い分けをしています．

コンポジットレジン修復におけるう蝕除去の重要性

　う蝕の取り残しは二次う蝕の原因となり，コンポジットレジン修復において重要な接着の失敗にもつながります．論文における接着試験のデータは，健全象牙質平坦面に対して実験室において完全な防湿下で接着試験が行われていることが多いです．一方，臨床では，接着阻害因子と呼ばれる，プラークや唾液，そしてう蝕の取り残しなどがあり，接着試験を行う環境に比べて，シビアな環境であることが多いです．そのため，実臨床における術前のクリーニングによる接着阻害因子の除去，感染を防ぐための防湿，そして確実なう蝕の除去は，コンポジットレジン修復において非常に大切なステップと考えられます．

　う蝕の除去には視診，X線，硬さ，切削片の湿り気などを目安に切削していきます．う蝕象牙質は，細菌感染があり，著しく脱灰・軟化し再石灰化が不可能なう蝕象牙質外層と，中間的に脱灰・軟化しているが細菌感染がなく，再石灰化が可能なう蝕象牙質内層の2層からなっています[1]．このう蝕象牙質内層は，再石灰化することと歯髄保護の観点から生活歯においては残すべきとされていますが，その一方で脱灰されて強度が低下しており，接着には不利な層であることがわかっているため，失活歯の修復では取り除くべき層として考えられています．

う蝕象牙質の内外層と特性

	細菌感染	脱灰・軟化の程度	再石灰化	痛覚	染色	切削の判断
う蝕象牙質外層	あり	高度	不可能	なし	カリエスチェック，カリエスディテクターで染まる	生活歯ではここまで切削
う蝕象牙質内層	なし	中程度	可能	あり	カリエスディテクターでのみ染まる（薄いピンク）	失活歯ではここまで切削

う蝕検知液の実際

現在市販されているう蝕検知液は，カリエスディテクターとカリエスチェックがあります．

カリエスディテクターはアシッドレッドという色素と分子量76のプロピレングリコールの溶液です．カリエスチェックはレッドとブルーがあり，レッドはアシッドレッド，ブルーは食用青色1号という色素が入っており，分子量300のポリプロピレングリコールの溶液となっています．この分子量の差により，カリエスディテクターはう蝕象牙質内層まで染色され，カリエスチェックはう蝕象牙質外層のみが染色されるようになっています．

カリエスディテクターは内層まで染色されるため，生活歯のう蝕除去に用いる場合は，薄くピンクに染まったところを残すという使用方法が推奨されています．しかしながら，染色された部分を残すことによる審美障害を引き起こすことがあることや，「薄いピンク」という感覚的なところを排除するため，生活歯においてはカリエスチェックを使用しています．また，生活歯においては歯髄保護の観点から歯髄に近接した場合に歯髄を識別しやすいように，カリエスチェックのブルーを使用しています．一方，失活歯の修復においては，う蝕象牙質内層をすべて除去する目的で，カリエスディテクターを使用しています．

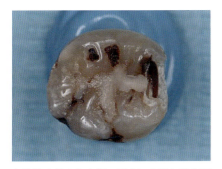
う蝕除去前の抜去歯．近心にう窩と咬合面に旧修復材料が認められる

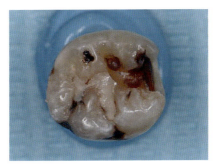
旧修復材料を除去したところ．舌側の裂溝にもう蝕を認める

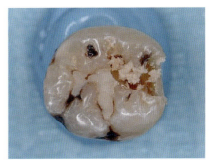
無注水で硬さと切削片の湿り気を指標としてう蝕を除去

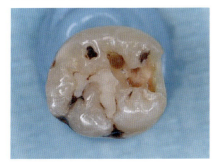
湿り気があった切削片を水洗・乾燥

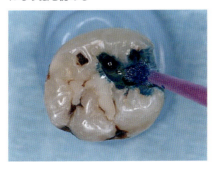
マイクロブラシを用いてカリエスチェック（ブルー）を窩洞内に塗布

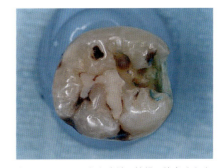
カリエスチェックを水洗・乾燥．染色された部分をすべて除去する

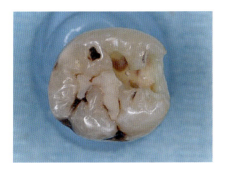
染色とう蝕の除去を繰り返して，これ以上カリエスチェックで染色されないところまでう蝕を除去する

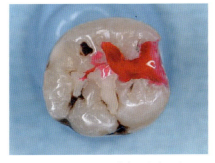
カリエスチェックでは染色されないところまでう蝕を除去した後，カリエスディテクターで染色

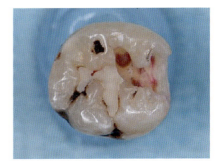
薄く染まる部分が認められる．失活歯においては，この部分も除去が必要となる

文献
1) Ogawa K, Yamashita Y, Ichijo T, Fusayama T. The ultrastructure and hardness of the transparent layer of human carious dentin. J Dent Res. 1983 ; 62 (1) : 7-10.

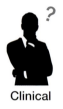

失活歯の効果的なう蝕除去方法について，教えてください．

Clinical

Answer

失活歯のう蝕除去では，カリエスディテクターを使用して，う蝕象牙質内層の軽度脱灰エリア（混濁層・透明層の一部）も含めた徹底除去を行います．軟化・着色のない健全象牙質面を露出させる範囲まで切削を行い，この切削断面をコンポジットレジン修復における接着対象とすることで，より高い象牙質接着強度を獲得することが可能となります．

失活歯におけるう蝕除去範囲

生活歯におけるう蝕除去は，カリエスチェックによる染色範囲を基準に細菌感染している象牙質に限定して行われます．一方で失活歯では，カリエスディテクターとMIステンレスバー（MANI）とを使用して，う蝕象牙質内層の軽度脱灰エリア（混濁層・透明層の一部）も含めて徹底除去を行います．この際のう蝕除去は，軟化・着色のない健全象牙質面を露出させる範囲まで行い，この切削断面をコンポジットレジン修復における接着対象とすることで，より高い象牙質接着強度を獲得することが可能となります[1]．

今回の症例のように残存歯質量が少ない場合には，接着対象部位が歯肉縁下の環境となることも多く，圧排糸（シュアーコード：ヨシダ）を使用して残存歯質と周囲軟組織とを可能な限り隔離し，止血材（ボスミン外用液0.1％：第一三共）を十分に作用させて血液・滲出液の影響を排除し，残存歯質への良好な接着環境を整備することが重要となります．

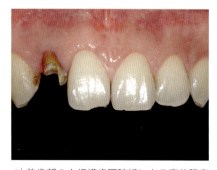

2| 前歯部の大規模歯冠破折による審美障害が主訴

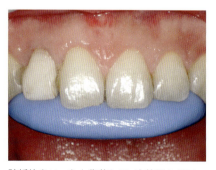

破折片をいったん復位して，充填用シリコーンガイドを作製

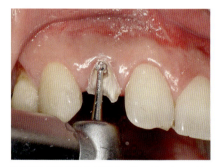

破折断面の感染象牙質をMIステンレスバー（MANI）にて除去開始

文献
1) Yoshiyama M, Doi J, Nishitani Y, Itota T, Tay FR, Carvalho RM, Pashley DH. Bonding ability of adhesive resins to caries-affected and caries-infected dentin. J Appl Oral Sci. 2004；12（3）：171-176.

Step 2 窩洞形成

失活歯におけるう蝕除去後のダイレクトクラウン修復

　前歯部における失活歯の大規模な歯冠破折に対して，徹底したう蝕除去を行った後，残存歯質への接着力に依存したコンポジットレジンによるダイレクトクラウン修復を計画しました．根管治療終了後の根管充填材の除去範囲は根管口から 4 mm 程度とし，使用するコンポジットレジン修復用の接着材料に対して行われる光照射が到達可能な範囲を意識することが重要です．残存歯質面への接着操作後，重合収縮応力に配慮して小規模な充填操作を繰り返して被着面をフロアブルレジンによって被覆し，歯冠形態を保持するための基盤となる残存歯質からの立ち上がりの部分を慎重に構築しました．さらに，シリコーン印象材により事前に作製した充填用シリコーンガイドを活用して，効率良く口蓋側面を再構築，3D クリアマトリックスとフロアブルレジンにより隣接面形態を付与して歯冠形態全体をコンポジットレジンにより回復し，ダイレクトクラウン修復を完了しました．

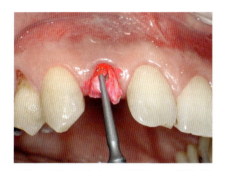
カリエスディテクターを使用して，脱灰・軟化したう蝕象牙質内層を判別

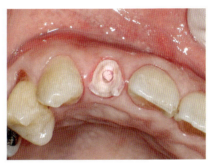
水洗・乾燥後に薄いピンク色の染色部分を判別

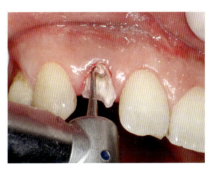
薄ピンク色の染色部分を低速回転で慎重に除去し，切削片が白く乾燥した状態に変化した時点で窩洞形成を終了

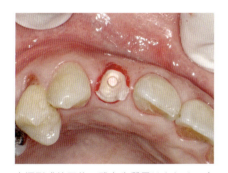
窩洞形成終了後の残存歯質量はきわめて少なく，口蓋側を除き歯肉縁下マージンの状態

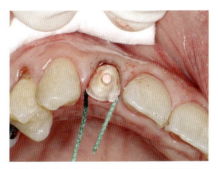
圧排糸を挿入して残存歯質と周囲軟組織とを隔離

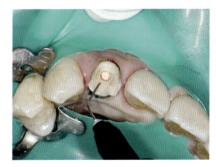
接着操作後，少量ずつ分割してフロアブルレジンによる積層充填を開始

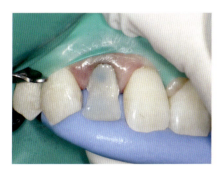
充填用シリコーンガイド上のフロアブルレジンの充填操作で，近遠心の切縁隅角部を含む口蓋側面の再構築を完了

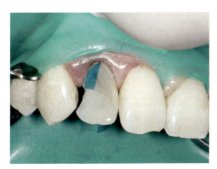
3D クリアマトリックスとフロアブルレジン（クリアフィル ES フロー A2：クラレノリタケデンタル）による近心隣接面形態の構築

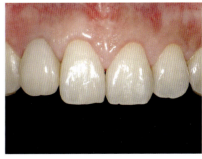
術後，ダイレクトクラウン修復による歯冠形態の回復を完了

う蝕治療における効率の良い感染象牙質の除去方法について，教えてください．

Clinical

Answer

感染象牙質量の多い若年者の急性う蝕では，う蝕除去を含めた窩洞形成に要する時間は長くなる可能性が高いです．
ラウンドタイプ ステンレスバーなどの回転切削器具と，スプーンエキスカベータなどの手用切削器具とを，適切なタイミングで切り替えて使用することで，低侵襲かつ効率的な感染象牙質の削除が可能となります．

う蝕治療における切削範囲選択の重要性

　う蝕治療としてのコンポジットレジン修復では，適切な接着操作により高強度に歯質と一体化するため，修復材料保持のための窩洞形態は必要ありません．感染象牙質の選択的除去とベベル付与を含む窩縁部の整理によって窩洞形成は終了し，低侵襲な修復治療が可能となります．選択的に感染象牙質のみを除去して非感染のう蝕象牙質内層を温存する修復方法の実践により，窩洞形成時の歯髄刺激を最小限に抑えることが重要です．
　非感染のう蝕象牙質内層には透明層と呼ばれる象牙細管内に結晶沈着が顕著な層が存在し，この層を温存してう蝕除去を完了することで象牙細管内の刺激伝達は抑制され，切削時疼痛・術後疼痛の軽減に効果的です．さらに透明層の細管内結晶沈着により象牙細管内液の滲出が抑制され，コンポジットレジンの接着性能を阻害しないとの報告もあります[1]．

感染象牙質の選択的削除を可能とする切削器具の選択

　感染象牙質の選択的削除には繊細な切削操作が必要とされ，ステンレスバーやスプーンエキスカベータとう蝕検知液とを併用し，健全歯質温存に配慮する必要があります．感染象牙質は健全象牙質と比較してその硬度は25％程度まで低下しており，ヌープ硬さ20KHN以内の領域に細菌感染が認められるとの報告もあります[2]．
　ヌープ硬さは感染象牙質から健全象牙質にかけて段階的に上昇し，この象牙質硬度の段階的な変化を切削感覚や着色程度で判断して透明層を正確に温存していくことは困難であると考えます．このため細菌侵入部分とほぼ一致して選択的に感染象牙質を染色するう蝕検知液の使用が推奨されています．
　以下にコンポジットレジン修復におけるう蝕除去・窩洞形成の使用器材・手順を紹介します．

感染象牙質の選択的削除 ステップ

1	咬合接触部位の事前確認
2	窩洞開口部形成（スタンダードタイプ ダイヤバー：MANI 使用）
3	MI ステンレスバー（＃6・＃4：MANI）使用
4	う蝕検知液カリエスチェック（ニシカ）染色　1回目
5	MI ステンレスバー（＃2：MANI）使用
6	う蝕検知液カリエスチェック（ニシカ）染色　2回目
7	LM バックアクションエキスカ（φ3.5mm・φ2.0mm：LM）使用
8	う蝕検知液カリエスチェック（ニシカ）染色　3回目
9	LM バックアクションエキスカ（φ1.5mm：LM）使用（感染象牙質の除去完了）
10	窩縁部の整理・ベベルの付与（エクストラファイン ダイヤバー：MANI 使用）

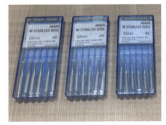
MI ステンレスバー（MANI）

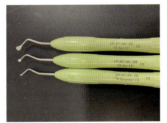
LM バックアクションエキスカ（LM）

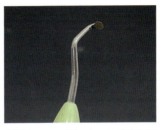
窩洞内のアンダーカット部分にアクセスしやすい形態

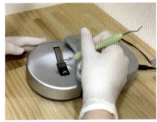
スプーンエキスカベータの切削能力管理：LM ロンドプラス シャープナー シルバー（LM）

若年者の臼歯部急性う蝕への窩洞形成

　若年者の急性う蝕では回転切削器具による深部感染象牙質の削除は，歯髄損傷の危険性がきわめて高く，適切なタイミングでスプーンエキスカベータなどの手用切削器具に切り替えて，う蝕除去を行う必要があります．

　清水らは，鋭利なスプーンエキスカベータ使用での象牙質切削限界硬度と，う蝕象牙質の細菌感染領域の硬度とがほぼ一致していると報告しています[3]．使用回数の浅い MI ステンレスバーや，砥ぎ直しなどで切削能力が管理されているスプーンエキスカベータでは，軟化した感染象牙質を選択的に切削可能であり，健全象牙質への過剰切削のリスクを低下させることができます．感染象牙質量の多い若年者の急性う蝕では，う蝕検知液を適宜使用し，回転切削器具と手用切削器具とを適切なタイミングで切り替えて使用することで，低侵襲でかつ効率的な感染象牙質の削除が可能となります．

　MI ステンレスバーによる回転切削により感染象牙質の大部分を効率よく除去し，切削屑の湿度・着色が徐々に減少して乾燥状態に移行した段階で，う蝕検知液（カリエスチェック：ニシカ）での染色を行います．染色後はスプーンエキスカベータを窩洞サイズに合わせて直径の大きなタイプより使用し，染色範囲の縮小に合わせて直径の小さなタイプに順次切り替えて使用すると効率的です．スプーンエキスカベータの切削能力は「LM ロンドプラス シャープナー シルバー（LM）」により常に一定に管理して使用することも重要です．

窩縁部エナメル質への対応

　コンポジットレジン修復における窩洞形成の仕上げとしては，エクストラファインタイプのダイヤバーを使用した窩縁部の整理（エナメル質切削断面の平坦化）・ベベルの付与を行います．効率よく感染象牙質を除去するためには，象牙質の切削を妨げない程度の，また窩洞内全体の接着材やコンポジットレジンへの光照射を可能とするための，最低限のう窩の開拡が必要になります．この際に使用するレギュラータイプのダイヤバーやカーバイドバーでのエナメル質切削により，エナメル質の切削断面には微小な亀裂が形成され[4]，このエナメル質の微小亀裂が原因となってコンポジットレジンの重合収縮によるホワイトマージンが発生する可能性が高くなります．この点から，窩洞形成の仕上げとして，エクストラファインタイプのダイヤバーを使用したエナメル質切削断面の平坦化が重要となります．

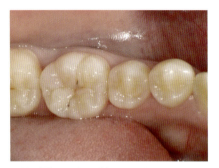

術前．6⏌の小窩裂溝部に原発性う蝕を確認

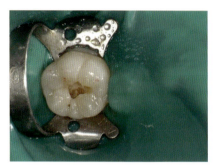

咬合接触部位を避けて窩洞外形を設定し，う窩の開拡を行った

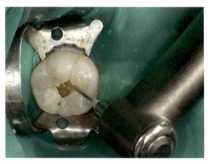

非注水下で切削片の湿潤状態を確認しながら，MI ステンレスバーによる感染象牙質の除去

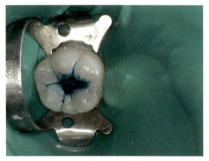

カリエスチェックによる感染象牙質の染色 1 回目

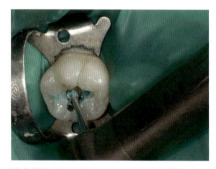

染色部を MI ステンレスバーにより選択的に除去

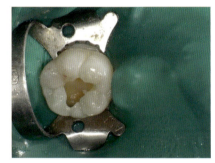

1 回目の染色部分の除去を完了

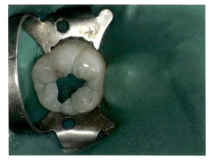

カリエスチェックによる感染象牙質の染色 2 回目

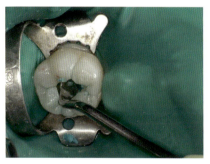

染色部のスプーンエキスカベータによる切削．バックアクションエキスカ（φ3.5 mm）

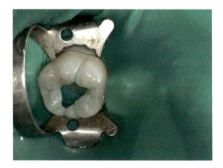

カリエスチェックによる感染象牙質の染色 3 回目

Step 2 窩洞形成

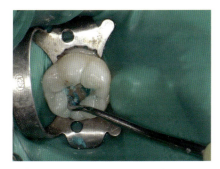
染色部のスプーンエキスカベータによる切削．バックアクションエキスカ（φ2.0 mm）

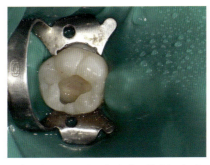
エクストラファインタイプのダイヤバーによる窩縁部の整理を行い，窩洞形成を終了

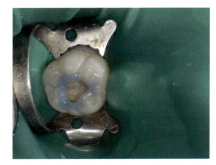
エナメル質窩縁へのセレクティブエッチング

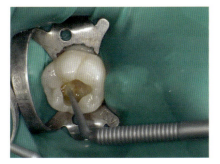
メガボンド2（クラレノリタケデンタル）によるセルフエッチングプライマー処理

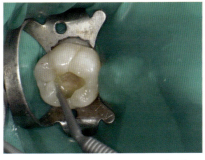
メガボンド2（クラレノリタケデンタル）による接着処理

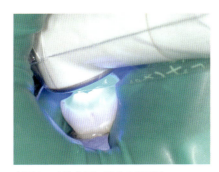
窩洞内の全被着面に対する光照射

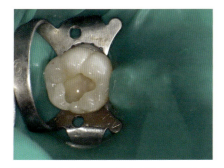
窩洞底部よりフロアブルレジンを使用した分割積層充填を開始

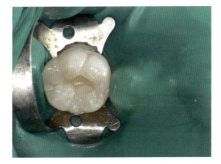
ペーストタイプレジンによる咬合面形態を再現する積層充填操作

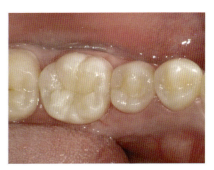
術後．咬合面形態の再構築を完了

文献

1) Nakajima M, Ogata M, Hosaka K, Yamauti M, Foxton RM, Tagami J. Microtensile bond strength to normal vs. cries-affected dentin after one-month hydrostatic pulpal pressure. Adhes Dent. 2005；22（4）：419.
2) 佐野英彦．齲蝕検知液による齲蝕象牙質の染色性と構造について―齲蝕除去法の再検討を目指して―．口腔病会誌，1987；54：241-270.
3) 清水明彦，鳥井康広．スプーンエキスカベーターに関する研究 第2報 スプーンエキスカベーターの刃先のシャープネスと剔削能力との関係．日歯保存誌，1985；28：690-694.
4) Nishimura K, Ikeda M, Yoshikawa T, Otsuki M, Tagami J. Effect of various grit burs on marginal integrity of resin composite restorations. J Med Dent Sci. 2005；52（1）：9-15.

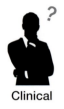

Clinical

コンポジットレジン修復を前提とした窩洞形成における，浸潤麻酔の必要性について教えてください．

Answer

う蝕の除去には疼痛も一つの目安となるため，う蝕の除去という観点では浸潤麻酔は必要ないとされていますが，ラバーダムクランプ装着の痛みや出血などのフィールドコントロールという観点から，浸潤麻酔が必要となるケースもあると考えられます．

う蝕除去における浸潤麻酔が必要ない科学的根拠

　生活歯における象牙質う蝕の処置の際に除去すべきは，う蝕象牙質外層です．う蝕象牙質外層は細菌感染があり，高度に脱灰・軟化しており，再石灰化できないため除去する必要があること，一方のう蝕象牙質内層は細菌感染がなく再石灰化が可能であるため保存すべきであることが，数々の研究により示されています[1]．

　近年では，特にう蝕象牙質内層に含まれる透明層の保存の重要性が知られています．う蝕透明層の管間象牙質は中間的に脱灰・軟化していますが，象牙細管内には結晶性の無機構造物が沈着しており，象牙細管は封鎖されています．象牙細管は刺激の伝達経路として知られていますが，う蝕透明層の存在により，歯髄への刺激の伝達経路が遮断され，疼痛を感じません．この透明層を含む象牙質内層を保存するように窩洞形成を行うため，う蝕除去には痛みを感じることがありません．このことが，う蝕除去の際に浸潤麻酔が必要ないという科学的根拠となっています．

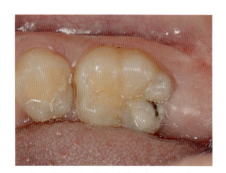

10歳男性．6 の黒色病変を主訴に来院．臨床症状は何もない

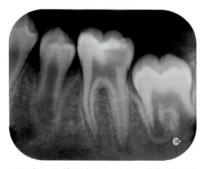

デンタルＸ線写真をとると，歯髄腔に達する深在性う蝕を認める

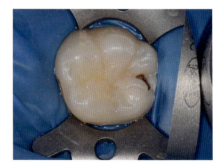

クランプ装着時，疼痛を感じたため1/4カートリッジほどの浸潤麻酔を行った

文献
1）総山孝雄，細田裕康，和久本貞雄，岩久正明．新保存修復術―ウ蝕治療革命の補遺整備．クインテッセンス出版，1985；15-47．

フィールドコントロールとしての浸潤麻酔の必要性

　コンポジットレジン修復を行う際に，防湿や出血のコントロールといった接着阻害因子の排除は，その修復の長期予後を考えたとき重要となります．防湿のためにラバーダムを使用することが多いと思いますが，唾液が多くラバーダムを使用したい若年者は歯冠が未萌出で歯冠高径が低く，ラバーダムクランプが歯肉に干渉してしまう場合が少なくありません．そのような場合は，浸潤麻酔が必要となると考えられます．

　また，う蝕に罹患している歯間部歯肉は，清掃状態不良で易出血性であることが多く，接着操作前に止血剤を用いることがあります．接着阻害因子を含まない止血剤でも接着面につくことを嫌う場合や，接着阻害因子を含む止血剤しかない場合は，麻酔液に含まれるエピネフリンのような血管収縮剤による止血効果を期待して浸潤麻酔を使用することもあります．

　若年者の深在性う蝕に対して，ラバーダムクランプを装着する痛みを抑制する目的で，わずかな量の浸潤麻酔を使用し，う蝕の除去には痛みを指標としながらステップワイズエキスカベーションを行った症例を示します．

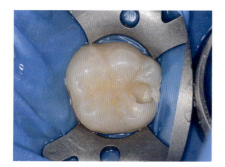
う窩の開拡を行ったところ

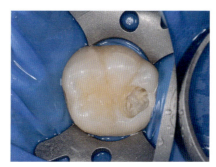
スプーンエキスカベーターを用いてう蝕を除去．削片は湿っており脆い

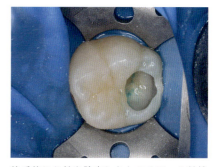
徒手的にう蝕を除去したところで，う蝕検知液にて染色

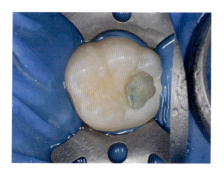
回転切削器具を用いて染色部分を除去

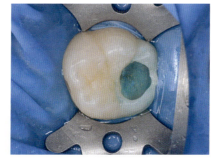
再びう蝕検知液にて染色

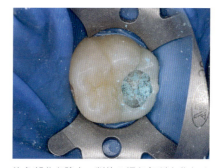
染色部分を除去．削片の湿り気が大分なくなってきた

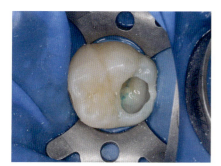
ここまで除去したところで，患者がう蝕除去時の疼痛を訴えた

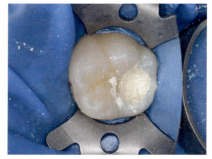
タンニン・フッ化物合剤配合カルボキシレートセメントにて覆髄

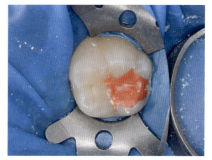
グラスアイオノマーセメントにて仮封．デンタルX線を撮りながら経過観察を行い，半年後ぐらいにリエントリー予定とした

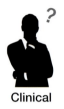

窩洞形成中の隣在歯への誤切削対策について、教えてください．

Answer

隣在歯への誤切削対策としては，
① 隣在歯の保護（コンタクトゲージ，3D メタルマトリックスなど）
② 歯間離開（インスツルメント，プレウェッジ，セパレーターなど）
があげられます．

窩洞形成中の隣在歯への誤切削対策

　MI コンセプトにのっとったコンポジットレジン修復における窩洞形成は必要最小限となり，窩洞が小さくなる場合が多いです．その場合，隣在歯の誤切削対策は大切なポイントとなってきます．誤切削防止の方法としては，隣在歯を保護する方法と歯間離開を行う方法があげられます．

隣在歯を保護する方法

　コンタクトゲージや各種リングタイプリテーナーとセットになっている 3D メタルマトリックスやトッフルマイヤータイプのマトリックスシステムを歯間部に挿入し，隣在歯を保護します．

　コンタクトがきつい場合は，薄くてコシのない 3D メタルマトリックスは入りづらいです．そういった場合はコンタクトゲージを少し長めの時間挿入しながら，緑→黄→赤と厚みを増すことで歯間が緩徐離開し，薄いマトリックスでも容易に挿入できるようになります．コストのことを考えるとトッフルマイヤータイプのマトリックスシステムをあらかじめ細かく切断して準備しておくのが，低コストで簡便と考えられます．

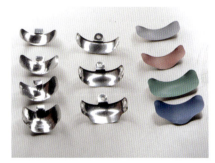

各種 3D メタルマトリックス

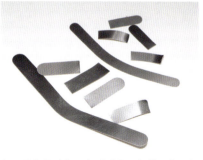

トッフルマイヤータイプのマトリックスシステム．2 サイズを細かく切って，あらかじめ準備している

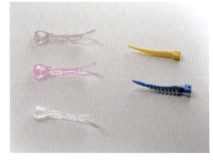

プレウェッジに使用する各種ウェッジ．ウェッジの硬さ，形状により離開力が異なる

Step 2 窩洞形成

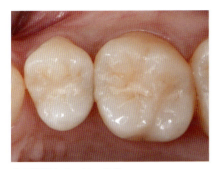
歯間離開をする前の状態

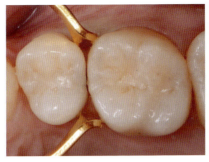
離開力の比較的弱めなリテーナーを用いても，歯間はわずかに離開する

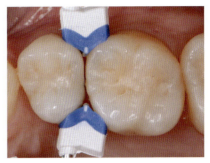
離開力の比較的強めなリテーナーを用いた場合は，さらに歯間は離開する

歯間離開を行う方法

　簡便な方法として，雑用エキスカベーターや錬成充填器などの日常臨床で用いる基本セットに組み込んでいるインスツルメントを歯間部に挿入し，歯間を離開する方法があげられます．短時間の切削の場合は簡便で有効ですが，長時間となるとインスツルメントを保持する手が使用できなくなり，現実的ではありません．そういった場合は，ウェッジを事前に挿入するプレウェッジや，アイボリーやエリオットなどのセパレーターを用いて歯間を離開させて，両手をフリーにした状態で窩洞形成を行います．これらの方法の欠点として，歯肉からの出血を引き起こす可能性があげられるので，窩洞形成前にラバーダムをするなどの工夫が必要となります．歯肉からの出血を引き起こしづらく両手もフリーになる方法としては，離開力の強いリングタイプリテーナーを用いる方法もあげられます（上図）．

　また，事前にセパレーションモジュールを用いて歯間離開を行う方法もありますが，歯間部歯肉に炎症が起きてしまい，接着操作に不利な環境が生まれやすいので注意が必要です．う蝕を長時間放置して歯根間距離が小さくなってしまっている場合は，LOT（Limited Orthodontic Treatment）を行って歯根間距離を元に戻すことで，適切な歯冠外形の修復を可能とし，あわせて隣在歯の誤切削を防止することも可能となります．

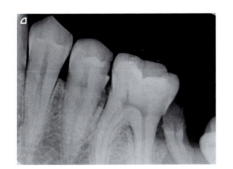
「5 6 間のう蝕を放置したために，歯根間距離が近くなっている

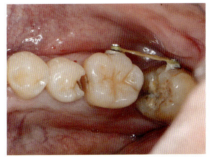
抜歯予定の智歯を用いて LOT を行い，歯根間距離を改善

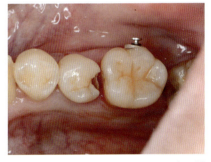
歯間部歯肉が目視できるところまで歯間離開が行われている

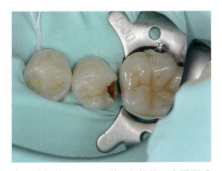
歯面清掃後，ラバーダムを装着し窩洞形成を行う

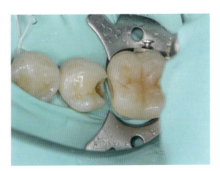
窩洞形成終了時

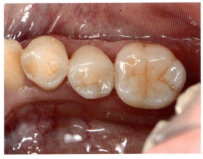
術後の状態．歯冠形態およびコンタクトは適切に付与されている

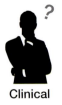

Clinical

臼歯部隣接面の初期う蝕に対する「MI」を意識した窩洞形成方法について，教えてください．

Answer

小規模隣接面う蝕では，窩洞形成器材からマトリックスシステムまで，一貫して「MI」を意識した修復操作を行うことが重要だと考えます．
う蝕除去用のエアスケーラーチップ（S68D：ナカニシ）を使用して窩洞形態の最小化を意識し，周辺の健全歯質への誤切削を回避することも重要です．

臼歯部隣接面の初期う蝕を最小限の切削範囲で除去

　臼歯部隣接面における初期う蝕の除去に際しては，修復操作で使用するマトリックスシステムを想定した窩洞形態を付与する必要があると考えます．また，周辺の健全歯質を可能な限り温存するため，「MI」を意識した窩洞形成器具の選択をすることも重要です．隣接面う蝕に対して，咬合面方向からう窩の開拡を行う場合，頬舌側の隅角部歯質をより多く温存できた場合には，使用するマトリックスシステムもシンプルなスタイルの器材を選択することが可能となり，隣接面の形態回復の難易度を低下させることができます．

　本症例では窩洞の外形線の設定に初期う蝕除去用のエアスケーラーチップを使用し，窩洞形態の最小化を意識しました．先端が半球形のチップ先端はダイヤモンドコーティングによりエナメル質への繊細な切削も可能であり，背面は切削能力のないフラットな形状で周辺の健全歯質への誤切削を回避することもできます．

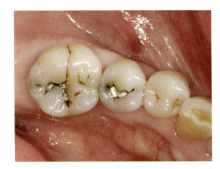

術前．[5]遠心隣接面部に隣接面う蝕が確認された

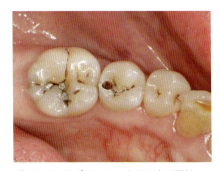

ダイヤモンドポイントによるう窩の開拡

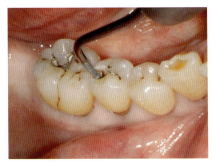

エアスケーラーチップ（S68D：ナカニシ）を使用した隣接面部の窩洞形成

小規模 2 級修復へのマトリックスシステムの適用方法

　う窩の開拡には MI 治療用のダイヤモンドポイント，隣接面部の窩洞形成には初期う蝕除去用の半球状エアスケーラーチップ，感染象牙質の選択的除去にはう蝕検知液と手用切削器具（スプーンエキスカベーター）など，窩洞形成の各ステップの用途に特化した機能・形状を備えた窩洞形成器材を選択することが重要です．また，窩洞形成後は隣在歯との離開距離が小さい小規模な 2 級修復窩洞となり，フラットな隣接面形態の再構築を効率良く行うことが可能なトッフルマイヤータイプのマトリックスシステムを使用しました．

　マトリックス装着後の窩洞内は周囲軟組織・唾液・血液から隔離され，比較的良好な修復環境が容易に構築できます．また，ウッドウェッジの併用により歯間離開を行い，3D メタルマトリックスの厚さ約 30μm を補償して，適切な隣接面接触関係の再構築が可能となります．今回の症例のような小規模隣接面う蝕では，窩洞形成器材からマトリックスシステムまで一貫して「MI」を意識した器材選択・修復操作を行うことが重要だと考えます．

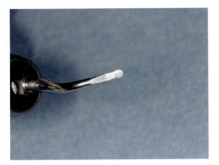
半球状エアスケーラーチップの背面には，ダイヤモンド砥粒が付着しない

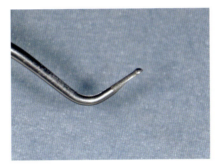
約 120°のアングルに設定され，窩洞へのアクセスが容易

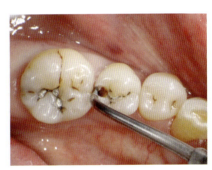
6 近心面健全エナメル質への誤切削を回避することが可能

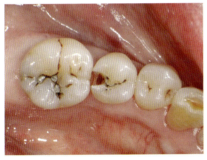
感染象牙質の範囲を把握して窩洞外形の設定を完了

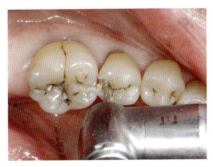
MI ステンレスバー（MANI）による感染象牙質の選択的除去

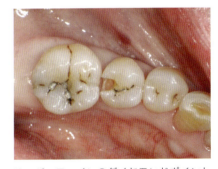
スーパーファインのダイヤモンドポイントによる窩縁部の仕上げを行い，窩洞形成を終了

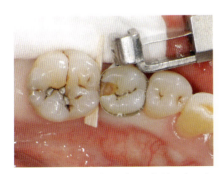
トッフルマイヤータイプのマトリックスシステムを設置

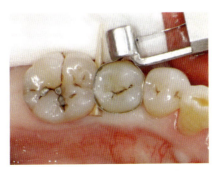
積層充填操作により咬合面形態を回復

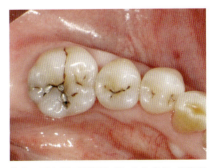
術後，最小限の窩洞形成により「MI」修復を完了

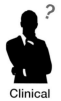

コンポジットレジン修復におけるベベル付与の考え方について教えてください．

Answer

ベベル付与の目的は，①ホワイトマージンの発生の予防，②色調適合性の向上，と考えています．スーパーファインのダイヤモンドポイントを用いて，窩洞に適したベベルを付与するようにしています．

ベベル付与の考え方

　ベベル付与の目的は，かつて鋳造修復が主流の際にできた考え方で，鋳造修復物の適合性を向上させるべく，装着後にすり合わせを行うためでした．コンポジットレジン修復におけるベベル付与の考え方は，それとは少し異なります．

　コンポジットレジンは重合の際に収縮することが知られており，歯質と接着するコンポジットレジンは充填後の重合収縮により遊離エナメルがはがれエナメル質に亀裂が生じ，ホワイトマージンと呼ばれる現象が発生します．これを防ぐために，遊離エナメルを除去・平滑化する目的でベベルの付与を行います．

　もう一点は，色調適合性の向上のために行います．コンポジットレジンは歯冠色修復であり，色調適合性は重要なファクターとなってきます．各メーカーが色調適合性を向上させるべくさまざまな努力をしてくれていますが，現在でもバットジョイントの窩洞では色調適合性が低下します．そこを補償し色調適合性を向上させるためにも，ベベルの付与が必要となることが知られています[1]．

ベベル付与の実際

　前歯のベベルはより色調適合性が求められるところですので，幅 0.5〜1.0 mm ぐらいのストレートベベルを付与します．使用するコンポジットレジンの光拡散性が高い場合は，少なめのベベルでも色調適合性が得られますし，光拡散性が低い場合は，多めのベベルが必要となると考えています．

　一方，臼歯は色調適合性よりも，遊離エナメルの除去が大きな目的となります．エナメルにクラックが生じるとそこは二次う蝕の起点となりうることが懸念されます．ベベルの付与の際には，窩縁の整理を行うイメージで 0.5 mm 程度のラウンドベベルを付与します．ベベルの付与には回転切削器具を用いることが一般的ですが，特に臼歯の歯頸側マージンなど，回転切削器具が入りづらい部位においては，超音波切削器具・エアースケーラーや，プロフィンなどの代替器具を用いることもあります．

Step 2 窩洞形成

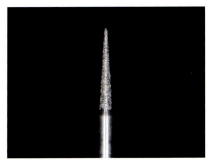

レギュラーの槍状ダイヤモンドポイント

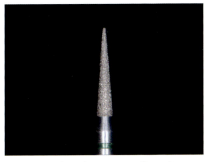

ファインの槍状ダイヤモンドポイント

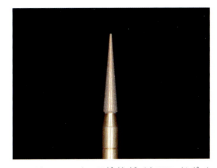

スーパーファインの槍状ダイヤモンドポイント

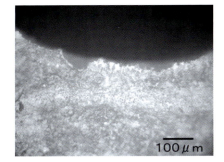

エナメル質をレギュラーで切削した切削面を電子顕微鏡で観察したもの．切削面が粗造である（本ページの電顕像は西村耕三先生のご厚意による）

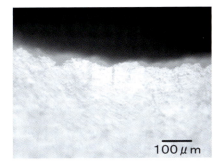

エナメル質をファインで切削した切削面を電子顕微鏡で観察したもの．切削面がやや粗造である

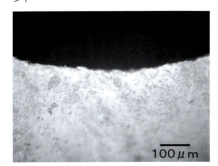

エナメル質をスーパーファインで切削した切削面を電子顕微鏡で観察したもの．切削面は滑らかである

ベベルの付与に使用するバーの選択

　最後にベベルの付与に使用するバーの選択について解説します．ベベルの付与に使用するバーの種類はダイヤモンドポイント（レギュラー，ファイン，スーパーファイン）ならびにカーバイドバーなどが考えられますが，切削後の電子顕微鏡画像を見ますと，SF以外のバーでは切削面が粗造であったり，エナメル質の微小クラックが観察されます[2]．これらは後の接着界面にも影響されることが知られており，ベベルの付与にはスーパーファインのダイヤモンドポイントを用いています．また，用いるバーの形状としては，前歯部では右上図に示すような槍状のポイントを用いてストレートベベルを，臼歯においては右下図に示すような球状のポイントを用いてベベルの付与を行っています．

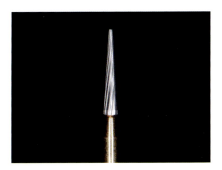

槍状のタングステンカーバイドバー

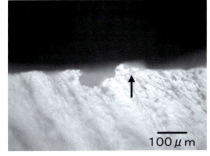

エナメル質をカーバイドバーで切削した切削面を電子顕微鏡で観察したもの．切削面が粗造であり，矢印部にマイクロクラックが観察される

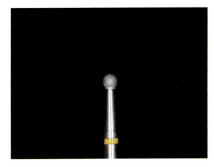

臼歯部で用いるスーパーファインのダイヤモンドポイント

文献

1) Aida A, Nakajima M, Seki N, Kano Y, Foxton RM, Tagami J. Effect of enamel margin configuration on color change of resin composite restoration. Dent Mater J. 2016；35（4）：675-683.
2) Nishimura K, Ikeda M, Yoshikawa T, Otsuki M, Tagami J. Effect of various grit burs on marginal integrity of resin composite restorations. J Med Dent Sci. 2005；52（1）：9-15.

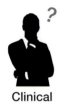

Clinical ホワイトマージンの発生防止対策について，教えてください．

Answer

メタルインレーの撤去時などは，可能な限りメタルインレー内を切削して除去するように心掛け，エナメル質窩縁へのダメージを残さないように配慮することが，ホワイトマージンの発生防止対策として有効でしょう．

窩縁部エナメル質切削時の注意事項

コンポジットレジン修復におけるホワイトマージンは，窩洞内に充填したコンポジットレジンの重合収縮応力が窩縁部エナメル質の亀裂として発現する審美的予後不良の一つの形態です．

窩洞形成時に使用する回転切削器具の種類によっては，エナメル質切削表面に 10～50 μm の凹凸が観察されます[1]．特にメタルインレー除去などに使用するカーバイドバーでエナメル質を切削した場合には，比較的深い凹凸が形成され，コンポジットレジンの重合収縮応力によるエナメル小柱の走行に沿った亀裂の起点となると考えられます．よってメタルインレーの撤去時は，可能な限りメタルインレー内を切削して除去するように心掛け，エナメル質窩縁へのダメージを残さないように配慮することが，ホワイトマージンの発生防止対策として有効でしょう．また，窩洞形成の仕上げとして，エクストラファインタイプのダイヤモンドポイントにより窩縁部エナメル質の切削断面を滑らかに整えることも効果的だと考えています．

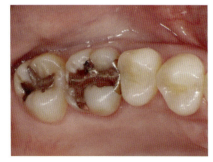

|6 7 メタルインレー修復の審美障害が主訴

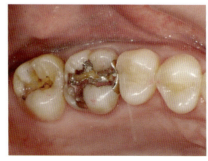

カーバイドバーによりメタルインレー内を切削する方法で撤去

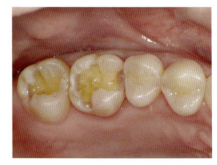

窩縁部の仕上げとして，エクストラファインタイプのダイヤモンドポイントを使用

リングタイプリテーナーを活用した臼歯部2級修復

　細心の注意を払ってメタルインレーを除去し，窩縁部エナメル質へのダメージを最小限に制御して窩洞形成を終了した後，コンポジットレジンによる2級修復を選択して隔壁装置を装着しました．隣在歯との適正な隣接面接触関係を回復するため，厚さ30μmの3Dメタルマトリックスと，リングタイプリテーナー（3Dリテーナーフュージョン：ギャリソン デンタル ソリューションズ/モリタ）を選択しました．

　窩縁部へのセレクティブエッチング後，1ステップセルフエッチングシステムを使用して接着操作を行い，窩洞内の狭小部にはハイフロータイプのフロアブルレジンを，また咬合面の最終形態付与にはペーストタイプレジンを使用して重合収縮応力に配慮した分割積層充填を行いました．窩洞内に充填されるコンポジットレジンの1回あたりの体積を分割して少量化し，重合収縮による応力発生を制御することも，ホワイトマージンの発生防止策として有効だと考えています．

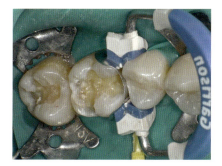
窩洞形成を終了して隔壁装置を装着（リングタイプリテーナー：モリタ）

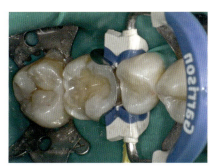
辺縁隆線部への充填操作

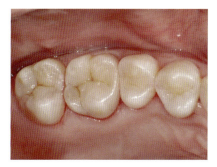
術後．メタルフリー修復を完了

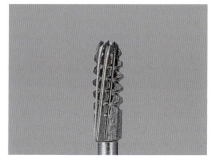
カーバイドバー

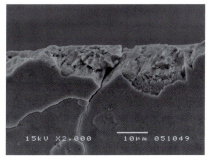
カーバイドバーによるエナメル質切削断面の電子顕微鏡写真（西村耕三先生のご厚意による）

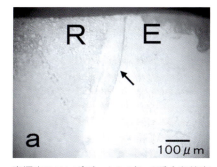
窩洞内のコンポジットレジンの重合収縮応力によるエナメル質内の亀裂（矢印）

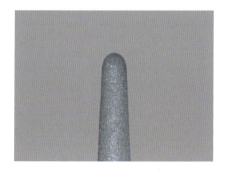
エクストラファインタイプのダイヤモンドポイント

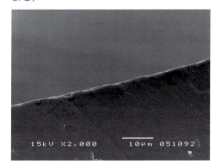
エクストラファインタイプのダイヤモンドポイントによるエナメル質切削断面

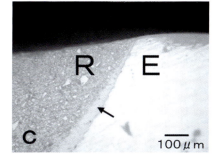
滑らかな切削断面のエナメル質には，重合収縮による亀裂は観察されない

文献

1) Nishimura K, Ikeda M, Yoshikawa T, Otsuki M, Tagami J. Effect of various grit burs on marginal integrity of resin composite restorations. J Med Dent Sci. 2005；52（1）：9-15.

Recommended materials!

リングタイプリテーナー：3D リテーナー ストラタ G（モリタ）

　コンポジットレジン充填時の臼歯部隣接面用 3D マトリックスシステムで，特徴のある形状のリングタイプリテーナーの採用により隣在歯との緊密な接触点回復が可能となりました．

　リング部と脚部により構成され，脚部には残存歯面と広範囲に接触可能なシリコーンが接続されています．従来品と比較して歯間部の残存歯質に接触するシリコーン部分の弾力性が増し，より確実に 3D メタルマトリックスを窩洞に圧接することが可能となりました．

　残存歯質量によって，S・M・L の 3 タイプが準備され，それぞれ歯間部に挿入されるシリコーン部分の形態が異なり，適切なサイズを選択することが重要です．専用のリングフォーセップスにて開脚して歯間部に装着し，強力な歯間離開効果を発揮します．脚部に接続されたシリコーン部分には，ウッドウェッジを挿入可能な空間が用意されており，隣接面形態に合わせて微調整が可能です．

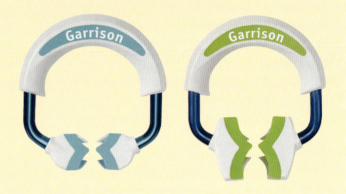

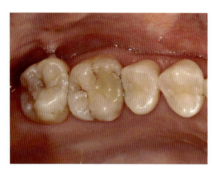
術前．|6 歯間部の旧修復材料を除去して再修復を計画

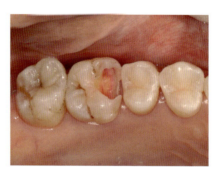
う蝕検知液による感染象牙質の染色

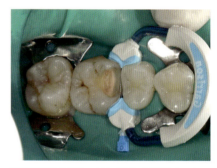
窩洞形成終了後，リングタイプリテーナーを装着

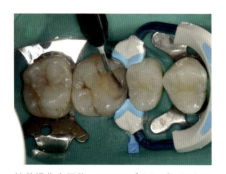
接着操作完了後，フロアブルレジンによる積層充填の第 1 層目

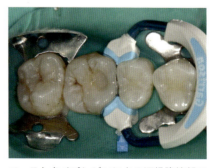
ペーストタイプレジンによる辺縁隆線部の再構築

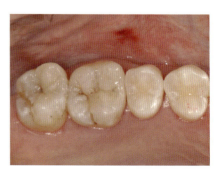
術後

Step **3**

修復補助

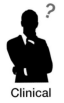
Clinical

歯肉縁下窩洞形成後の歯肉排除について，教えてください．

Answer

窩洞が歯肉縁からわずかに縁下の場合は，ラバーダムを装着することで歯間乳頭部の歯肉を押し下げることができ，歯肉が排除できます．窩洞がもう少し深く歯肉縁下に及んでいるものの窩洞が歯肉溝底部より浅い場合はマトリックスを入れることで，歯肉を排除することが可能となります．窩洞が歯肉溝底部より深い場合は，歯肉を電気メスやレーザーを用いて切除する必要がでてきます．

歯肉縁下窩洞形成後の歯肉排除の必要性

　隣接面う蝕は窩洞形成を終えると，歯肉縁下に窩洞が及んでしまうことが少なくありません．そういった場合の歯肉縁下の窩洞に入り込んだ歯肉は，コンポジットレジン修復を行う際の接着ならびに形態の付与に大きく影響を与えるため，排除の必要があります．

　歯肉排除の方法は，窩洞の深さが①歯肉縁よりごくわずかに深い場合，②歯肉縁より深いが歯肉溝底部より浅い場合，③歯肉溝底部より深い場合の3段階に分けて考えています．窩洞形成の前段階として，歯周基本治療により歯肉のコントロールを事前に行っておくことは，その後の操作を容易にするために重要です．

窩洞の深さが歯肉縁よりごくわずかに深い場合

　コンポジットレジン修復を行う場合，防湿のためにラバーダムを装着することが多いですが，ラバーダムには防湿の効果のみならず歯肉を圧排する効果があります．装着したラバーダムを歯肉溝に挿入し歯間乳頭を押さえ込むことで，歯肉が圧排されます．

　ラバーダムも厚みによって歯肉圧排の効果が変わります．厚みが厚いほど，歯肉圧排の効果は高くなる傾向があります．しかしながら，ラバーダムが厚くなるとコンタクトを通過させることが困難になるので注意が必要です．窩洞の深さが歯肉縁よりわずかに深い場合はラバーダムを使用するだけで，窩縁を縁上に明示することができます．術前のデンタルX線写真で歯肉縁下に窩洞が及びそうな場合は，窩洞形成後ではなく窩洞形成前にラバーダムを装着することで，窩洞形成の際に歯肉を損傷するリスクも減らすことができますし，歯肉排除も同時に可能となります．

Step3 修復補助

窩洞の深さが歯肉縁より深いが歯肉溝底部より浅い場合

これ以降の項目においても，基本的にはラバーダムの使用が必須となります．ラバーダムを装着した後，歯肉溝にマトリックスを挿入しウェッジを併用することで，歯頸側のマトリックス辺縁を歯質に添わせることで歯肉を排除できます．使用するマトリックスの選択は，52ページをご参照ください．

窩洞の深さが歯肉溝底部より深い場合

この場合は骨縁上組織付着を侵襲しているので，歯周外科や矯正的挺出を行い，骨縁上組織付着を侵襲しない範囲に歯周組織を整えることが理想的ですが，隣接面のう蝕のためにそれを行うことが現実的ではないこともあります．しかしながら，そのまま充填操作を進めようとしても，窩洞が歯肉溝より深い場合は上記マトリックスシステムが安定しづらいため，歯肉を外科的に切除する必要があります．その際，電気メスやレーザーを使用すると止血と同時に，歯肉排除を行うことが可能となります．

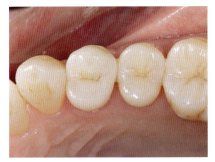

4 遠心隣接面部にう蝕があるが，視診では診断しづらい

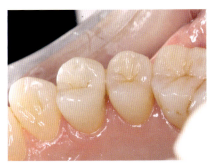

同口蓋側面観．こちらからでも視診のみでの診断は難しい

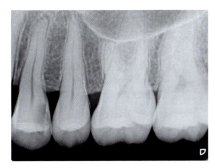

デンタルX線写真で確認すると，歯髄腔に近接するう蝕を認める．う蝕をとりきるとマージンは歯肉縁下になる可能性を，ここで想像する

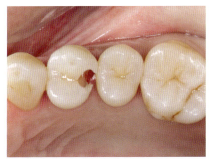

カリエスチェック（ブルー：ニシカ）を使用しながらう蝕を除去．この時点で歯頸側マージンは歯肉縁下に達している

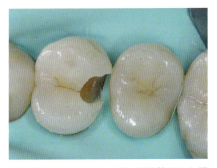

中程度の厚みのラバーダムを装着すると同時に，歯肉溝にラバーダムを挿入し，歯間乳頭を圧排してマージンを明示

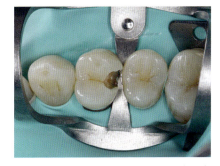

根面の形態が凹面のため，マトリックスを密着させるのは困難と判断した．アイボリーセパレーターを用いて歯間を離開させつつ，さらに歯間乳頭を圧排

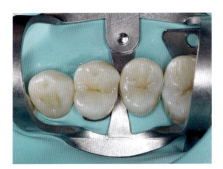

フロアブルレジン（クリアフィルESフローU：クラレノリタケデンタル）を使用し，表面張力を利用して積層充填を行った

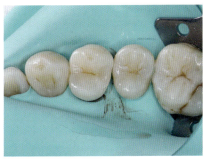

充填操作を終了し，セパレーターを外したところ．コンタクトは回復している．この後，形態修正研磨を行った

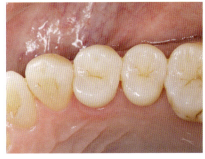

術後1週間の状態．歯が吸水し，シェードの調和が確認できる

臼歯部2級修復の防湿方法について，教えてください．

Answer

防湿の基本はラバーダムの使用ですが，いろいろな理由でラバーダムができない場合は，2級修復で使用するマトリックスシステムのリテーナーやウェッジとロールワッテを併用した簡易防湿や，吸引式の防湿器具であるZOOなどを使用することがあります．

コンポジットレジン修復における防湿の必要性

　コンポジットレジン修復において防湿が重要なのはいうまでもありません．防湿の確実性，歯肉の圧排能力，視野の確保のしやすさなどを総合しますと，ラバーダムを使用した防湿が第一選択となります．しかしながら，保険診療では手間やコストに制約が出てしまったり，臼歯部2級修復においては，強い嘔吐反射を有する患者であったり，最後方臼歯の隣接面う蝕でラバーダムクランプとマトリックスシステムが干渉してしまったりなど，さまざまな理由でラバーダムの使用が困難な場面があります．そのような場合は，ロールワッテを用いた簡易防湿や，吸引式の防湿器具であるZOO（アプト，26ページ参照）などを使用することがあります．

ラバーダムが使用できない場合

　ロールワッテを用いる場合は，2級修復用のマトリックスシステムのリングタイプリテーナーやマトリックスを歯面に密着させるためのウェッジ，トッフルマイヤータイプのリテーナーなどを用いてロールワッテの固定をはかると，修復処置が行いやすくなります．その際は，排唾管を併用することで，唾液を吸うとともに，呼気に含まれる湿度のコントロールも可能となります．また，防湿器具であるZOOは設置が簡便なうえ，防湿だけでなく，患歯を唾液・頬粘膜，舌から隔離して接触を避けることで患歯の術中感染を回避できます．しかも，開口状態が維持できバイトブロックの併用が不要となり，患者の負担も軽減することができます．

Step3 修復補助

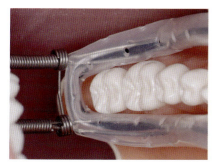

ZOOを用いた防湿．防湿と同時に頬粘膜ならびに舌の排除を可能とし，同時に後方のバネの部分がバイトブロックの役割を果たす

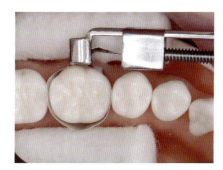

トッフルマイヤータイプのリテーナーを用いた場合の簡易防湿．リテーナーがロールワッテの保持と頬粘膜の排除の役割を果たす

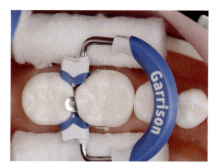

リングタイプリテーナーを用いた場合の簡易防湿．リテーナーがロールワッテの保持と頬粘膜の排除の役割を果たす

嘔吐反射を有し，ラバーダムを使用できない患者への対応

　ラバーダムを装着しようとすると嘔吐反射を誘発してしまい，ラバーダム防湿ができなかった症例です．

　4⌋の旧修復材料が窩洞内で脱離しておりカタカタと動いている状態でした．旧修復材料をすべて取り除き，カリエスチェックを併用しう蝕を取り除き，接着操作まで終えました．犬歯と第一小臼歯間は，犬歯の形態がゆえに，リングタイプリテーナーの設置が困難なことが多いです．本症例もそのケースでした．そこで，3Dメタルマトリックスとウェッジで隔壁を設置することとしました．下部鼓形空隙の解剖学的形態から，通常はウェッジを口蓋側から挿入することが多いのですが，本症例では，ウェッジの把持部をロールワッテの固定に使用するべく，通常と逆に頬側から挿入しました．その後，ハイフロータイプのフロアブルレジンを用いてマージン部の閉鎖を行い，おおよそ象牙質の程度まで充填が完了したところでエステライトカラー（トクヤマデンタル）を用いて近心小窩のステイニングを行いました．最後に，エナメルシェードを解剖学的形態を意識しながら，充填操作を行い，通法通り仕上げ操作を行い修復処置を終了しました．

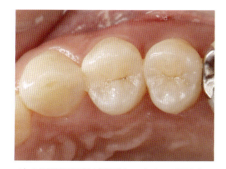

4⌋の旧修復材料が脱離しており，窩洞内でカタついている

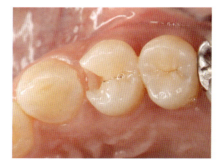

旧修復材料を除去し，う蝕の除去まで終えた

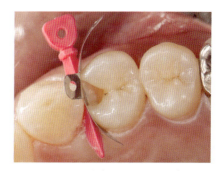

マトリックスを試適して，ウェッジにて固定（ウェッジを通常と逆の頬側から入れて，ロールワッテの固定をしやすくした）

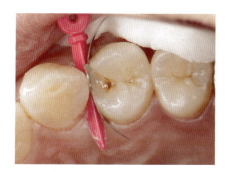

ウェッジを利用してロールワッテを固定し，窩底部から隣接面の充填を完了

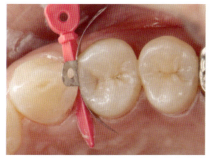

辺縁隆線の形態を意識しながら，エナメルシェードのペーストタイプレジンを用いて充填を行った

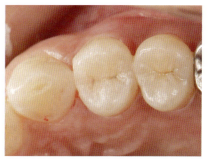

術後の状態

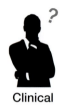

臼歯部修復におけるマトリックスシステム選択の基準について，教えてください．

Clinical

Answer

臼歯部2級修復では，窩洞形成後の健全歯質の残存状況に合わせたマトリックスシステムの選択が重要です．また一方で，事前に予測されるう蝕除去範囲から選択すべきマトリックスシステムをある程度予想し，その使用器材の形状にフィットする窩洞外形を設定することも大切であると考えています．

臼歯部隣接面の初期う蝕を最小限の切削範囲で除去

臼歯部の2級修復において隣接面部の形態回復は難易度が高く，症例に応じた適切なマトリックスシステムの選択が修復の精度を大きく左右すると考えています．う蝕の除去範囲によって基本的な窩洞規模は決定されますが，最終的な窩洞外形はマトリックスシステムの特徴に合わせて仕上げを行う必要があると思います．

前歯部における隣接面接触点の形態回復と比較して，臼歯部の2級修復ではコンタクトポイントでの接触圧の強度が非常に重要で，咀嚼時の食片圧入を防止するための機能面を重要視する必要があります．コンタクトポイントでの接触圧を適正に確保するための方法として，3Dクリアマトリックス（50μm）に比べて厚みを抑えて強度を確保した3Dメタルマトリックス（30μm）の使用と，歯間離開機能が付与されたリングタイプリテーナーを窩洞規模に応じて選択することが重要だと考えています．以下に，修復が行われる状況に合わせたマトリックスシステムの選択肢を整理したいと思います．

初期う蝕症例 隣接面部の窩洞規模が小さい場合	再修復症例 隣接面部の窩洞規模が大きい場合	再修復症例 隣接面部の窩洞規模が非常に大きい場合

隣接面の初期う蝕にシンプルなマトリックスシステムで対応

　定期検診で来院した患者の臼歯部隣接面に初期う蝕が認められたため，この段階での治療介入が最も小規模で簡単なコンポジットレジン修復処置で対応できることを説明しました．

　頰舌側の隅角部歯質を温存した最小限の規模で窩洞形成を行い，装着方法が簡便なトッフルマイヤータイプのマトリックスシステムを選択することで，フラットな隣接面形態の再現が可能となります．ウッドウェッジを併用することで一定の歯間離開効果が期待できるため，比較的緊密なコンタクトポイントの再構築も可能となります．また，マトリックスシステムの形状的な特徴から窩洞内への唾液・血液の流入が制御され，良好な接着環境が期待できます．

　マトリックスシステムとしてのランニングコストが安価であり，保険診療範囲内での限られた診療環境のなかで，短時間で正確な2級修復を行うことができるため，本症例と同様に修復治療介入のタイミングをよく見極めることが重要だと思います．

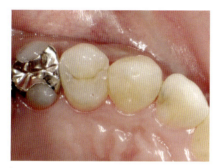
2 4 遠心隣接面部に原発したう蝕病巣

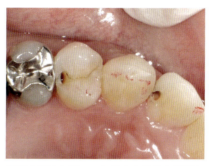
う窩の開拡を行い，う蝕の全体像を把握して患者に治療方針を説明

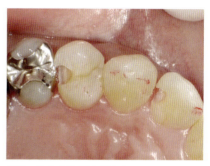
頰側の隅角部歯質と隣在歯とのコンタクトポイントを温存して，窩洞形成を終了

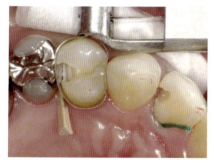
4 トッフルマイヤータイプのマトリックスシステムを装着して，ウッドウェッジを挿入

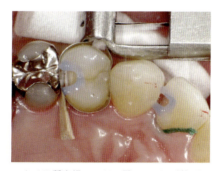
エナメル質窩縁へのリン酸エッチング処理

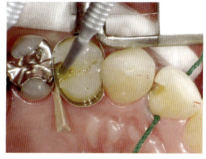
1ステップセルフエッチングシステムによる接着操作

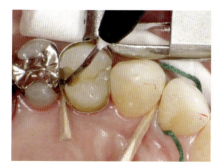
フロアブルレジン（クリアフィルESフローA2：クラレノリタケデンタル）による窩洞底部のコーティングで，重合収縮応力を緩和

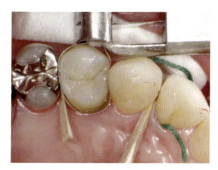
エナメルシェードのペーストタイプレジンにより裂溝形態を付与して，積層充填操作を完了

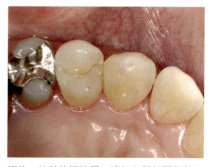
術後，比較的短時間で適切な隣接面形態を再構築し，2級修復を完了

隣接面部の窩洞規模が比較的大きい場合の再修復症例への対応

　臼歯部隣接面のコンポジットレジン修復下の二次う蝕に対して，再度直接法コンポジットレジン修復により適正な隣接面接触関係の再構築を計画しました．隣接面の頰側隅角部歯質は失われ，3Dメタルマトリックス使用と，シリコーン付きのリングタイプリテーナーによるマトリックス保持と歯間離開が必要な症例です．

　隅角部の残存歯質の形態に合わせて選択されたマトリックスシステムは，小規模なシリコーン製の脚部が付与されたリングタイプリテーナー（3Dリテーナー フュージョンＳ：ギャリソンデンタル・モリタ）で，窩縁部歯質との緊密な接触により3Dメタルマトリックスの適合性向上と適切な歯間離開効果が期待できます．残存歯質から移行的にセッティングされたマトリックスシステムにより臼歯部2級修復の難易度は低下し，適切なコンポジットレジン充填操作により，理想的な隣接面形態の再構築が可能となります．

　また，本症例で使用したリングタイプリテーナーの歯間離開効果はきわめて高く，隣在歯との緊密な隣接面接触関係を再構築することができるため，コンポジットレジン直接修復でも食片圧入のリスクを低減することが可能です．

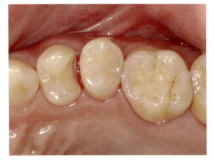

4）遠心隣接面部の再修復症例．隣接面の頰側隅角部歯質は比較的大規模に欠損

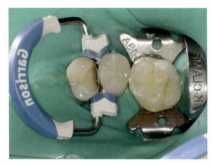

ラバーダム防湿後，3Dメタルマトリックスとリングタイプリテーナーを装着

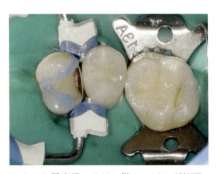

エナメル質窩縁へのリン酸エッチング処理

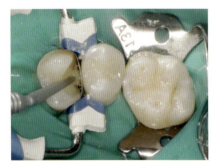

2ステップセルフエッチングシステムによる接着操作

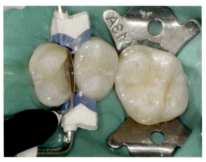

フロアブルレジン（クリアフィル ES フロー U：クラレノリタケデンタル）による第1層目の充填操作で，重合収縮応力を緩和

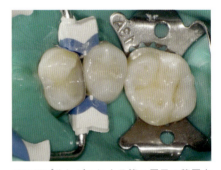

フロアブルレジンによる第2層目の積層充填操作

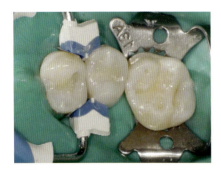

ボディーシェードのペーストタイプレジン（エステライト アステリア A2B：トクヤマデンタル）により辺縁隆線部を再構築

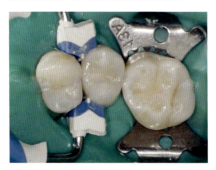

エナメルシェードのペーストタイプレジンにより裂溝形態を付与して，積層充填操作を完了

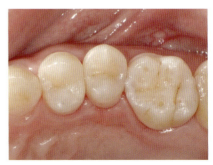

術後．隣在歯との緊密な隣接面接触関係を再構築し，2級修復を完了

Step3 修復補助

メタルインレー除去後の大規模再修復症例への対応

　臼歯部隣接面のメタルインレー修復に対して，審美改善を兼ねたコンポジットレジンによる再修復治療を計画しました．メタルインレー除去後，隣接面の頬側隅角部歯質は大規模に失われ，3Dメタルマトリックス使用と，シリコーン付きのリングタイプリテーナーによるマトリックス保持と歯間離開が必要な症例です．

　隅角部の残存歯質の形態に合わせて選択されたマトリックスシステムは，大規模なシリコーン製の脚部が付与されたリングタイプリテーナー（3Dリテーナー フュージョンL：ギャリソンデンタル・モリタ）です．本症例の口蓋側の残存歯質形態に合わせて，シリコーン製の歯間挿入部の形態が鈍角なタイプを選択しました．Lタイプのシリコーン製脚部のサイズは幅10.0 mmであり，より広い範囲で3Dメタルマトリックスの緩やかな形態付与のサポートが可能となります．ただ一方で，Sタイプと比較して歯間離開力は限定的で，コンタクトポイントでの緊密な接触関係保持には充填操作時のコンポジットレジンの隣在歯方向への圧接を適切に行う必要があると考えています．

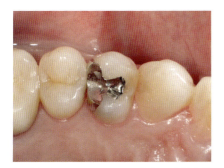
4 遠心部のメタルインレー修復の審美改善を計画

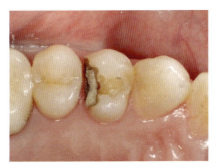
メタルインレー除去後，窩底部に二次う蝕を確認

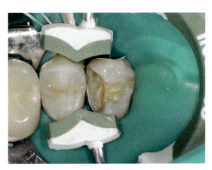
可能な限り頬側の隅角部歯質を温存して窩洞形成を終了．リングタイプリテーナーを設置

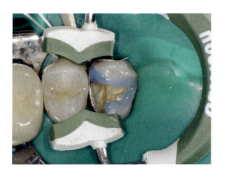
エナメル質窩縁へのリン酸エッチング処理

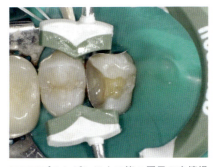
フロアブルレジンによる第1層目の充填操作で重合収縮応力を緩和

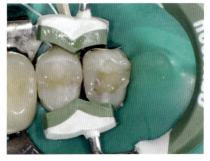
ボディーシェードのペーストタイプレジン（エステライト アステリア A2B：トクヤマデンタル）により辺縁隆線部を再構築

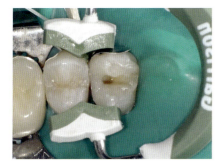
エナメルシェードのペーストタイプレジンにより口蓋側咬頭を再構築し，ステイン用コンポジットレジン（ナノコートカラー Aプラス：GC）を塗布

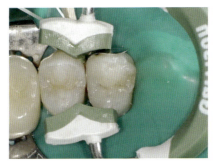
エナメルシェードのペーストタイプレジン（エステライト アステリア NE：トクヤマデンタル）により裂溝形態を付与して，積層充填操作を完了

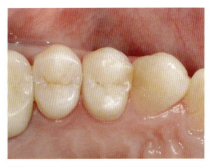
術後．隣在歯との適切な隣接面接触関係を再構築し，2級修復を完了

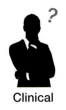

Clinical

マージンエレベーションテクニックについて，教えてください．

Answer

感染歯質除去後の窩洞形態が歯肉縁下に及び，2級修復における防湿や隔壁設置が困難となった場合，十分な止血操作後に二段階で充填操作を行う方法が有効です．第一段階の修復操作で歯肉縁下窩洞を歯肉縁上化（マージンエレベーション）し，第二段階の修復操作で隣接面形態の適正回復を行います．

臼歯部2級修復における歯肉縁下窩洞への対応（マージンエレベーションテクニック）

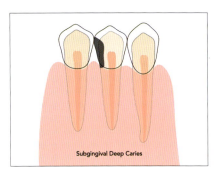

歯肉縁下に及ぶ臼歯部2級窩洞

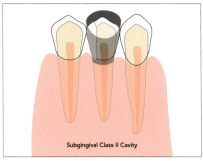

トッフルマイヤータイプのマトリックスシステムを活用して歯肉縁下窩洞を周囲軟組織と隔離

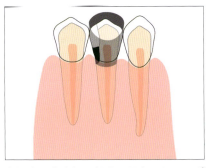

窩洞内の歯肉縁下部分に限定したコンポジットレジン修復により，歯肉縁上の窩洞形態に修正

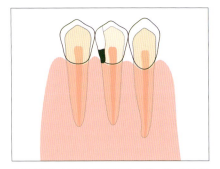

2級窩洞における歯肉側マージンが，歯肉縁上に挙上された状態

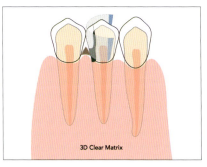

歯肉縁上の2級窩洞に，隣接面形態回復のための3Dタイプマトリックスシステムを使用

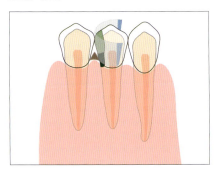

2回の充填操作により，適正な隣接面形態が回復

歯肉縁下窩洞へのトッフルマイヤータイプのマトリックスシステムの有効活用

　感染歯質除去後の窩洞形態が歯肉縁下に及び，2級修復における防湿や隔壁設置が困難となった場合，十分な止血操作後に二段階で充填操作を行う方法が有効となる場合があります．第一段階ではトッフルマイヤータイプのマトリックスシステム（YDM）を活用し，歯肉縁下窩洞への確実な防湿を優先した修復操作（マージンエレベーション）を行います．また第二段階では，すでに歯肉縁上に立ち上った窩縁部のコンポジットレジン部分に新たなマージンを設定し，適切な隣接面接触関係の回復を目標とした追加の修復操作を行います．

　第一段階のトッフルマイヤータイプのマトリックスシステム使用時，|5 の遠心窩縁部と近心部の健全な歯肉溝との間には垂直的位置に大きな差があり，通常のマトリックスバンドの形態では低位となった遠心の歯肉側窩縁部の封鎖が困難となる状況が予測されます．このような場合には，マトリックスバンドの近心相当部をカーボランダムポイントにて形態修正・研磨し，近遠心のマトリックスに垂直的な設定位置の差を設けることで，患歯全周における窩縁部でのマトリックス適合性向上が可能となります．第二段階の修復操作における接着対象は，窩縁部エナメル質と第一段階で充填したコンポジットレジンであり，両者への接着操作を同時に行うことが可能な接着システムとして，ボンドマーライトレス（トクヤマデンタル）を使用した修復操作を行いました．

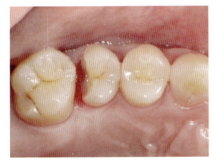

術前．主訴は臼歯隣接面部の大規模急性う蝕による食片圧入．感染象牙質の除去後

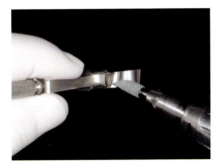

トッフルマイヤータイプのマトリックスバンドを，カーボランダムポイントにて形態修正

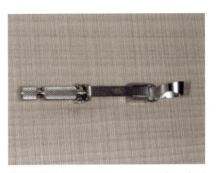

窩洞形態に合わせたトッフルマイヤータイプのマトリックスシステムの調整

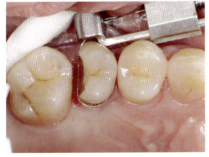

マトリックスバンドに高低差を付与し，遠心部の歯肉溝内に到達する深い位置で固定

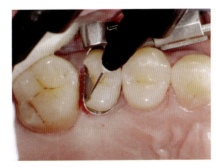

接着操作後のフロアブルレジン充填．歯肉縁上のコンポジットレジンマージンを構築

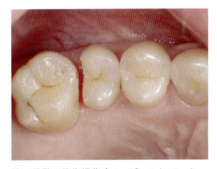

第一段階の修復操作（マージンエレベーション）完了後

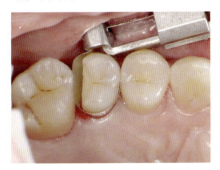

第二段階では，すでに歯肉縁上となった窩縁部のコンポジットレジン部分にマトリックスバンドを固定し，新たなマージンを設定

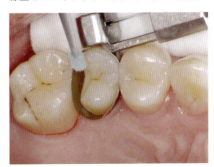

窩縁部エナメル質とコンポジットレジンへの接着操作を同時に可能な接着システムとして，シラン処理の効果をもつボンドマーライトレスを選択

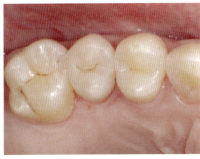

術後．隣在歯との適切な隣接面接触関係を再構築し，2級修復を完了

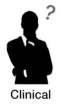

コンポジットレジン修復における，シェードテイキングのタイミングを教えてください．

Answer

ラバーダムを用いると歯が乾燥して明度が上昇しますので，シェードテイキングはラバーダム装着前に行います．シェードに迷う場合は接着操作前にコンポジットレジンを少量歯面にのせ，光照射を行い色調適合性を確認すると，より良い結果が得られます．

シェードテイキングの前に

　着色などの外来因子は，歯本来の色を確認しづらくするため，術前に外来因子を除去しておくことはフィールドコントロールとして重要になります．通常はコンポジットレジン修復のアポイントより前のアポイントで，歯周組織の状態を整える目的で歯面清掃の時間を設けていますが，術当日も患歯のクリーニングは必要となります．当日までのわずかな着色やプラークをとることはもちろん，ペリクルは接着阻害因子となりますので除去の必要があります．

　コンポジットレジン修復において窩洞のマージンという概念はなくなりつつあり，窩洞を越えて充填を行うこともあります．そのため，未切削部分が被着面となることもあるため，患歯ならびにその隣在歯は術当日にPMTCやエアーフローを用いたクリーニングを行うようにしています．

シェード

　個々の歯のシェードマッピングは，歯頸側にいくと明度が低く，彩度が高くなり，切縁側にいくと明度が高く，彩度が低くなります．また，若年者の歯は，変色が少ないため，明度が高く，彩度が低くなっています．一方，高齢者の歯は，変色していることが多く，明度が低く，彩度が高くなっています．つまり，歯頸部の窩洞や高齢者の歯のシェードは色が濃い（明度が低く，彩度が高い）ため，そもそもシェードを合わせる難易度が高いと考えられます．そういった認識を術者がもったうえで患者にも術前に説明しておくことで術後にシェードが合わないトラブルを回避できると考えています．逆に，明度が高く，彩度が低い歯は色調適合性が得やすいです．上記のような歯の色が濃い患者あるいは，審美的要求が高い患者には，コンポジットレジン修復前にホワイトニングを行うことで天然歯の明度を上げ，彩度を下げることができ，コンポジットレジンの色調適合性を向上させることが可能となります．

Step 3 修復補助

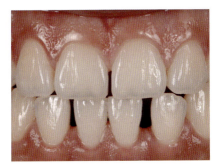
若年者（20歳代）の歯．明度が高く，彩度が低い

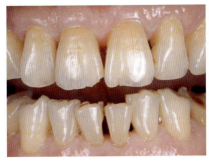
高齢者（70歳代）の歯．明度が低く，彩度が高い

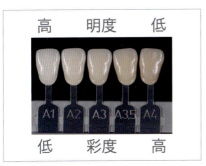
シェードガイドで示す明度と彩度

シェードテイキングのタイミング

|2 の審美障害を主訴に来院された，20歳代男性の症例です．若年者なので色は濃くないですが，白濁（白斑）が目立つのが特徴的なシェードでした．ラバーダム防湿を行うと，歯が乾燥し明度が上昇しますので，歯面清掃・窩洞形成を行った後にシェードテイキングを行いました．

　歯の色に近いシェードの実際使うコンポジットレジンを数種類，接着材を使用せず歯面に置き光重合を行い，最も色調適合性が高いと思われるシェードを選びました．窩洞形成をラバーダム防湿下で行うこともありますが，その際は窩洞形成前にシェードテイキングを行うようにしています．白濁についてはホワイトのステイン用コンポジットレジンを最終レイヤーの前に使用して，充填を終了しています．

　処置時間は30分程度ですが，ラバーダム防湿により歯が乾燥し，治療終了直後の写真をみると，術前の状態より歯の明度が高く，白濁が目立つのがわかります．術後2週間の写真では，歯が吸水し，術前のシェードに戻っていることがわかります．このように，歯のシェードは水分に大きく影響を受けるので，ラバーダム防湿や充填操作などの歯面の乾燥を伴う処置の前がシェードテイキングを行うタイミングであると考えています．

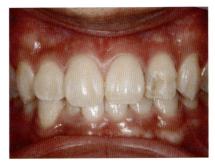
|2 の審美障害を主訴に来院

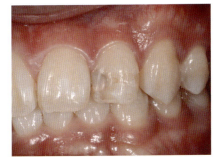
|2 を正面から観察すると，近遠心に変色した旧修復材料を認める

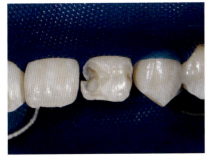
旧修復材料を除去し窩洞形成を終了後，ラバーダムを装着

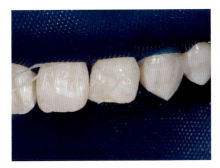
事前に選んだシェードのコンポジットレジン，ならびにホワイトのステイン用コンポジットレジンを用いて白濁を再現

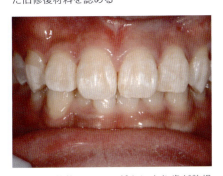
術直後の状態．ラバーダムにより歯が乾燥しているため，白濁が目立つ

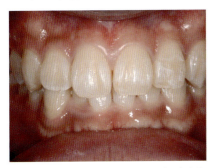
術後2週間．歯が吸水して，白濁が目立たなくなった

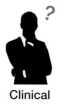

歯肉縁下窩洞形成後の止血操作について，教えてください．

Answer

出血させないように術前の歯周組織のコントロールをすることと，切削時に歯肉を傷つけないことが第一ですが，それでも出血してしまう場合は，重合を阻害しない止血材，もしくは電気メスやレーザーを使用して止血操作を行います．

出血しないような歯周組織のコントロールと，窩洞形成時のフィールドコントロール

　修復治療に入る前に，プラークコントロールを徹底し，歯周基本治療を行い，歯周組織のコントロールを行っておくことは，窩洞形成時の出血を防ぐために重要になります．プラークがついていたり，縁下歯石がついているような場所の歯肉は易出血性で，こういった歯肉はいかなる止血操作を行っても止血できないことがあります．また，窩洞形成前にラバーダムを装着することで，歯肉を保護することになり，隣接面う蝕においては歯間乳頭も圧排することができ，窩洞形成時の切削器具による歯肉の損傷を防ぐことが可能となります．

止血操作の実際

　それでも窩洞形成後に出血してしまう場合は，止血操作が必要となります．止血には薬液を用いる方法と電気メスやレーザーを使用する方法があります．止血に用いる薬液は，歯肉排除と止血を目的としています．これらの薬液には収斂作用によって物理的に滲出液を抑制する硫酸第二鉄，血液凝固作用と，比較的弱い収斂作用をもつ塩化アルミニウム，血管収縮薬であるエピネフリンなどが含まれています．どの薬液も被着面に作用させると接着強さが優位に低下することが知られており，被着面に薬液が触れてしまった場合は，水洗とエアーブローを行うと，象牙質接着強さに及ぼす影響は少ないことが報告されています[1]．なかでも，ボスミンは接着強さに最も影響を与えないとされているため[1]，薬液はボスミンを使用することが多いです．止血操作を行っても出血がある場合は，電気メスやレーザーも追加する形での止血操作を行います．

Step 3 修復補助

止血に用いる薬液の種類と作用機序・特徴・商品名の一覧

薬液に含まれる成分名	硫酸第二鉄	塩化アルミニウム	エピネフリン
作用機序	収斂作用	血液凝固作用と弱い収斂作用	血管収縮薬
特徴	高い止血効果があるが黒変する	止血効果は落ちるが黒変しない	接着に最も影響が少ない
商品名	ビスコスタット，クイックスタットなど	TDゼット液，ヘモデント液など	ボスミン

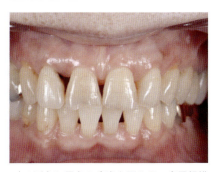
2⏌の近心に黒色の病変を認める．歯周組織のコントロールは良好である

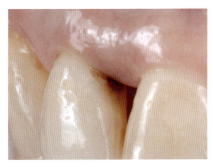
2⏌を拡大して観察したところ．わずかな窩を認める

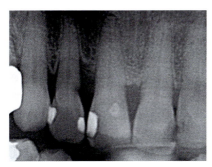
パノラマX線写真で確認すると，歯肉縁下に及ぶ根面う蝕が確認できる

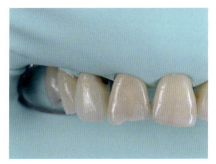
う蝕が歯肉縁下に及んでいるため，歯間乳頭を圧排する目的でラバーダムを装着

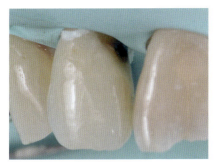
う蝕周囲のラバーダムを内側に折り返し固定するために，ボスミンに浸した圧排糸を入れたところ

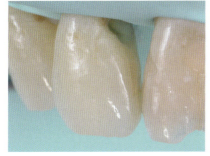
カリエスチェックを使用しながらう蝕を除去した．術前のフィールドコントロールが良好であることとボスミンの作用で出血はない

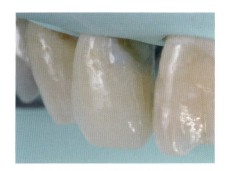
エナメル質へのリン酸エッチングから接着操作を行い，充填を始めた

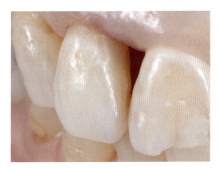
形態修正・研磨を行ったところ．ここでも出血はない

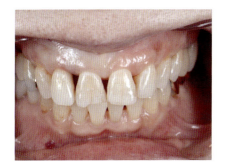
術後の状態．適切なフィールドコントロールと止血操作で，二次う蝕のリスクの低い，確実な接着操作と修復処置が行えた

文献
1) 菅島正栄ほか．止血剤処理が象牙質接着に及ぼす影響　セルフエッチングを用いたボンディングシステムにおいて．日歯保存誌，2006；49（1）：56-63．

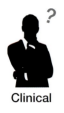

Clinical

前歯部修復におけるマトリックスシステム選択の基準について，教えてください．

Answer

前歯部の隣接面修復では，残存歯質と移行的な審美面に配慮した形態回復が重要視されます．歯頸部からコンタクトポイントにかけての再現すべきカントゥアの強さに応じて，予め形態付与された数種類の 3D クリアマトリックスから選択します．接着操作前の試適により，適切な形態がイメージしやすくなると考えます．

前歯部隣接面への効率的な形態回復を可能にするマトリックスの選択

前歯部における隣接面部の形態回復では，症例に応じた適切なマトリックスシステムの選択が修復の完成度を大きく左右すると考えています．臼歯部修復で重要となるコンタクトポイントにおける接触圧等の機能的側面よりも，前歯部修復では審美的な形態回復が重要視されます．マトリックスの形状に依存して再現される，歯肉側から接触点，さらに切縁隅角部までを結ぶ滑らかな曲面形態を，マトリックス内へのフロアブルレジンの注入という充填術式によって構築することになります．

マトリックスの透光性が必要となる前歯部修復の充填術式では，基本的に 3D クリアマトリックス（50 μm，75 μm）が使用され，厚みを抑えて強度を確保した 3D メタルマトリックス（30 μm）を使用することができません．よって，必要に応じてウェッジやセパレーターを活用して歯間離開を行い，歯根膜の厚みの範囲内で移動した離開距離を，マトリックスの厚みの補償として活用する，という考え方をすることになります．

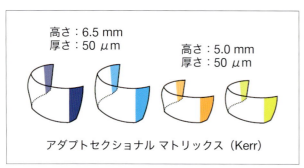

アダプトセクショナル マトリックス（Kerr）

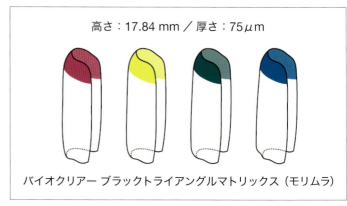

バイオクリアー ブラックトライアングルマトリックス（モリムラ）

Step 3 修復補助

① 小規模充填による隣接面形態の修正

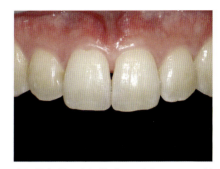

上顎前歯部の小規模ブラックトライアングルの審美改善を計画

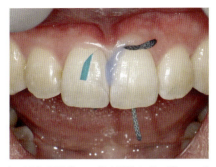

|1 近心歯頸部への歯肉排除とリン酸エッチング処理

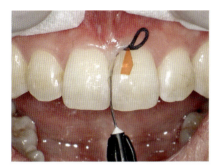

3D クリアマトリックス（アダプトセクショナルマトリックス インクリーズド 橙：Kerr）を使用したフロアブルレジン充填

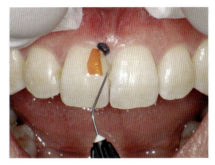

|1 近心歯頸部への充填操作（クリアフィル ES フロー A2 High：クラレノリタケデンタル）

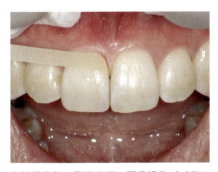

充填操作後の形態修正・研磨操作（プラスチックストリプス：ニッシン）

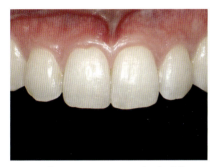

術後，ブラックトライアングルを閉鎖して審美改善を完了

② 大規模充填による隣接面形態の再構築

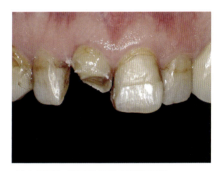

|1 大規模な歯冠部歯質の破折症例

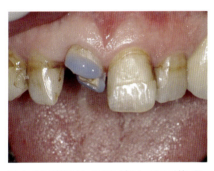

エナメル質窩縁へのリン酸エッチング処理

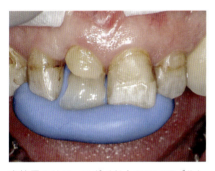

充填用シリコーンガイド上のフロアブルレジンの充填操作で，口蓋側面の再構築を完了

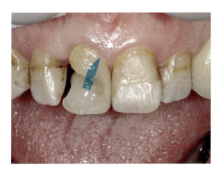

3D クリアマトリックス（アダプトセクショナルマトリックス モデレート 青：Kerr）とフロアブルレジンによる近心隣接面形態の構築

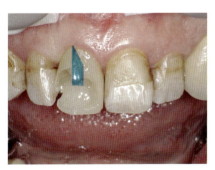

3D クリアマトリックスとフロアブルレジン（クリアフィル ES フロー A3：クラレノリタケデンタル）による遠心隣接面形態の構築

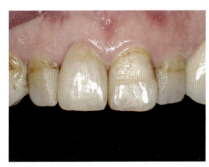

術後，比較的短時間で適切な歯冠形態・隣接面形態を再構築し，修復操作を完了

修復規模に応じたマトリックス形状選択の重要性

　一般的な前歯部修復では，既存の隣接面形態から延長して形態再現する充填術式となりますが，離開歯列等への充填操作では新規に隣接面形態を構築するための充填術式が必要となります．前者では歯面に沿わせて使用することで，滑らかで移行的な形態再現が可能な，アダプトセクショナル マトリックス（Kerr）の使用が効率的で，マトリックスの高さ（6.5 mm，5.0 mm）とカントゥアの強さによって計4種類（厚さ：50 μm）が準備されています．また後者では，前歯部の隣接面形態を効率よく新規構築が可能な，バイオクリアー ブラックトライアングルマトリックス（モリムラ）の使用が有効です．十分なマトリックスの高さ（17.84 mm）により，一回の充填操作で再現可能な隣接面の範囲が大きく，また歯肉からの立ち上がり部分の豊隆形態には4種類のバリエーション（厚さ：75 μm）が準備されており，前歯部の閉鎖が必要な歯間離開距離に応じて選択が可能です．

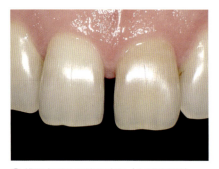
① 離開歯列の閉鎖を計画（小規模充填）

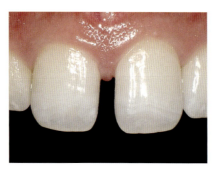
② 離開歯列の閉鎖を計画（中規模充填）

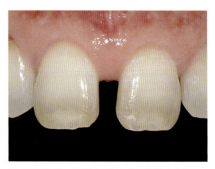
③ 離開歯列の閉鎖を計画（大規模充填）

① 小規模充填による離開歯列の閉鎖（新規に隣接面形態を構築）

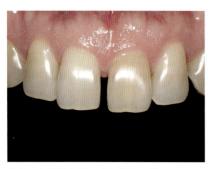
術前．上顎前歯部の歯間離開距離は1.0 mm程度

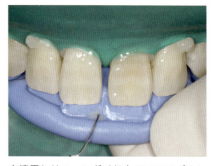
充填用シリコーンガイド上のフロアブルレジンの充填操作で，切縁隅角部を再構築

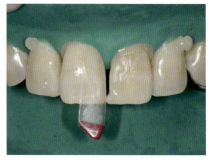
ブラックトライアングルマトリックス 上顎前歯 ピンクS（モリムラ）内へのフロアブルレジン充填

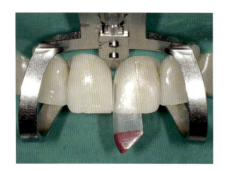
マトリックスの厚み（75 μm）を補償するためのセパレーターを活用した歯間離開操作

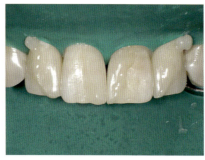
離開部へのフロアブルレジンの充填操作を完了

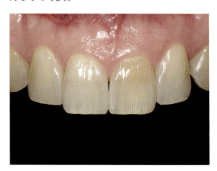
術後．小規模離開歯列への修復操作を完了

② 中規模充填による離開歯列の閉鎖（新規に隣接面形態を構築）

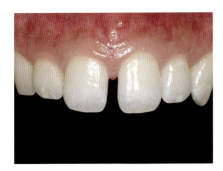

術前．上顎前歯部の歯間離開距離は2.0mm程度

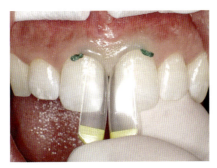

ブラックトライアングルマトリックス 上顎前歯 イエローM（モリムラ）の試適

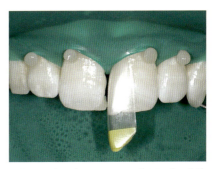

マトリックス内へのフロアブルレジン充填（クリアフィル ES フロー A2 High：クラレノリタケデンタル）

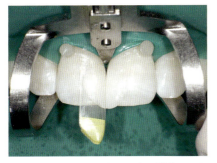

マトリックスの厚み（75μm）を補償するためのセパレーターを活用した歯間離開操作

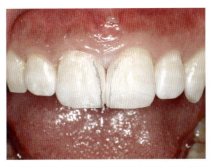

充填操作後の形態修正用ガイドラインを設定

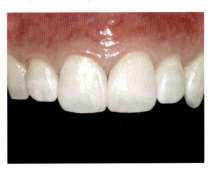

術後．中規模離開歯列への修復操作を完了

③ 大規模充填による離開歯列の閉鎖（新規に隣接面形態を構築）

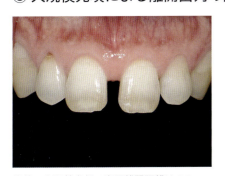

術前．上顎前歯部の歯間離開距離は3.0mm程度

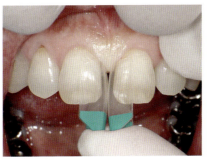

ブラックトライアングルマトリックス 上顎前歯 グリーンL（モリムラ）の試適

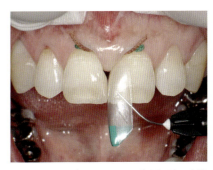

マトリックス内へのフロアブルレジン充填（クリアフィル ES フロー U High：クラレノリタケデンタル）

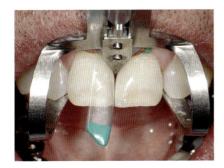

マトリックスの厚み（75μm）を補償するためのセパレーターを活用した歯間離開操作

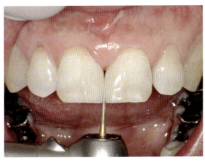

充填操作完了後，切縁隅角部設定のための形態修正操作

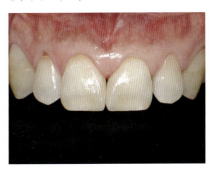

術後．大規模離開歯列への修復操作を完了

Recommended materials!

トッフルマイヤー型リテーナー：マトリックスリテーナーセット（YDM）

　コンポジットレジン充填時のシンプルな構造の隣接面充填用マトリックスシステムです．マトリックスバンドに豊隆は付与されておらず，平面的な隣接面形態の再現が可能です．隣在歯との離開距離が小さく，3Dマトリックスの挿入が困難な場面で活躍します．バンドの厚さは30μmで隣接面接触点の緊密な回復が可能です．

　また，歯肉溝にメタルマトリックスを挿入して確実に固定することが可能な構造であり，根管治療時の隔壁構築にも有効に活用できます．固定されたマトリックス内への血液や唾液，歯肉溝滲出液の侵入防止が可能であり，防湿効果も併せもつマトリックスシステムです．

　一方で，窩洞の隣接面部の歯質喪失量が大規模な症例では，このシステムを活用して隣在歯との適切な隣接面接触関係を再構築することは困難であり，3Dタイプのマトリックスバンドの使用により，適切なコンタクトポイントを回復する必要があります．

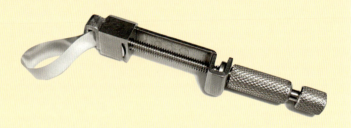

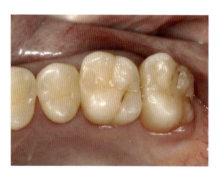

術前．6⏋う蝕治療を希望して来院

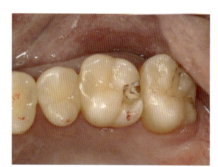

う窩開拡後，感染象牙質を除去

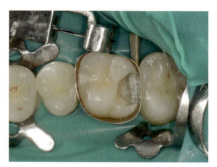

窩洞形成終了後，ラバーダム・トッフルマイヤー型リテーナーを設置

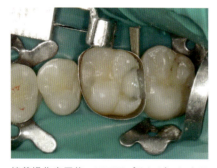

接着操作完了後，フロアブルレジンによる積層充填の第1層目

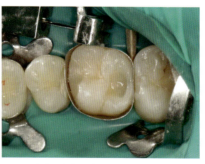

ペーストタイプレジンによる辺縁隆線部の再構築

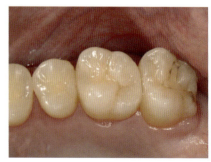

術後

Step 4
接着操作

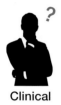

修復内容による接着システムの選択について,教えてください.

Answer

メインとして使用している接着システムは,2ステップセルフエッチングシステムであるクリアフィルメガボンド2です.出番は多くはないですが,小児や防湿の維持が困難なケースでは,1ステップセルフエッチングシステムであるクリアフィルユニバーサルボンドQuick 2を使用しています.レジン前装冠の前装脱離などの異なる被着対象が混在する窩洞では,マルチユースの接着システムであるボンドマーライトレスⅡを使用しています.

接着システムのゴールドスタンダード

　国内外のメーカーによりさまざまな接着システムが開発・販売されています.歯質への接着(特に象牙質接着)においてリン酸エステル系モノマーであるMDP(10-methacryloyloxydecyl dihydrogen phosphate)が有効であることは,文献的にも示されています.そして,国内外のメーカーの多くの接着システムにMDPが含有されていることからも(表1),この機能性接着モノマーの有効性が想像されます.

　MDPは1981年に現クラレノリタケデンタルにより開発されたレジンモノマーでハイドロキシアパタイトと化学的に結合すること,さらには歯質だけでなく,非貴金属やジルコニアに対しても高い接着強さを示すことも報告されています[1].また,このMDPというモノマーは,その純度によって接着耐久性およびカルシウムとの反応性が異なることが報告されています[2].その純度の高さから高い接着耐久性を実現している,2ステップセルフエッチングシステムであるクリアフィルメガボンド2をメインの接着システムとして使用しています.未切削のエナメル質においては,その表面の耐酸性の強さを考慮し,経時的なマージンの着色・変色を予防するために,リン酸エッチングを併用しています.

表1　MDPを含む各種接着システム

商品名	メーカー
クリアフィル メガボンド 2	クラレノリタケデンタル
クリアフィル ユニバーサルボンド Quick 2　など	
ジーシー G-プレミオ ボンド	ジーシー
G2-ボンド ユニバーサル(プライマーのみ)	
スコッチボンド ユニバーサル プラス アドヒーシブ	3M

ステップ数の増加の問題

　臨床的にはチェアタイムのことを考慮すると，ステップ数の減少は望まれるべきことですが，ここぞと思われる接着強さが求められる大規模な修復処置や自由診療におけるコンポジットレジン修復の場合は，2ステップセルフエッチングシステム（未切削のエナメル質へのリン酸エッチングを含めると3ステップ）を使用しています．しかしながら，唾液の多い小児のう蝕治療，滲出液に汚染されやすい高齢者の根面う蝕，止血が困難な症例，ラバーダム防湿が困難な症例など被着面の汚染防止が困難な場合は，汚染させる前に接着界面を早期に完成させることを目標として，1ステップセルフエッチングシステムのクリアフィルユニバーサルボンド Quick 2 を使用しています．この製品は塗布後の待ち時間も短縮されており，上記のような接着面の汚染防止が困難な場合において，塗布してエアーブロー後ただちに光重合させることでボンディング層が形成されることから重宝しています．

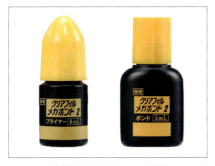

メインの接着システムとして使用している2ステップセルフエッチングシステムである，クリアフィルメガボンド2

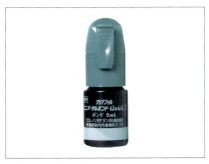

メインの接着システムを使用しづらい場合に使用している1ステップセルフエッチングシステムのクリアフィルユニバーサルボンド Quick 2

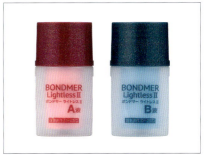

補修修復などで使用するマルチユースの接着システムであるボンドマーライトレスⅡ

唾液の多い小児のう蝕治療を短時間で終了させるために

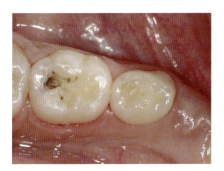

術前．乳臼歯の咬合面う蝕

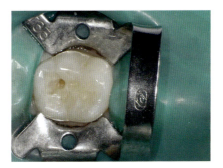

窩洞形成後にラバーダムシステムを装着．唾液分泌量が多く，短時間の確実な防湿が必要

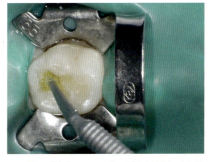

1ステップセルフエッチングシステム（クリアフィル ユニバーサルボンド Quick 2）による接着操作

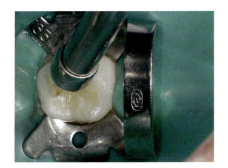

塗布後の待ち時間なしでエアーブロー乾燥

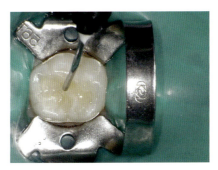

接着材への光照射後，フロアブルレジン充填

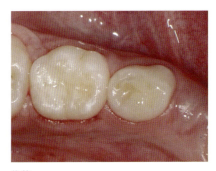

術後

接着強さが求められる大規模な修復処置（ダイレクトブリッジ修復）

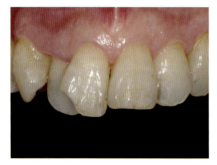

術前．上顎前歯部の歯列不正による審美障害が主訴．口蓋側転位した 2| を抜歯後，歯冠部のみ唇側方向に移動して固定する治療計画

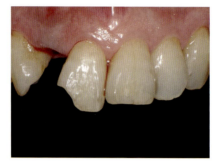

口蓋側転位した 2| を抜歯

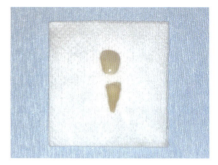

抜歯した 2| を歯冠と歯根とに分割

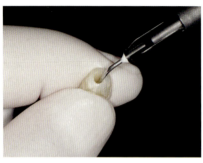

歯髄腔内に接着操作とフロアブルレジン充填を行い，ポンティック基底面にあたる部位は丁寧な研磨操作を行った

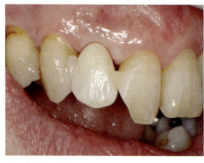

歯冠幅径や歯頸部の形態などを調整して，修復予定部位に仮固定

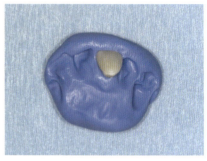

仮固定状態での充填用シリコーンガイドを作製し，2| 歯冠のガイド内での安定を確認

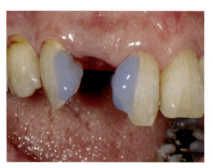

|31 被着部エナメル質へのリン酸エッチング操作

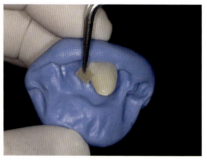

2| 歯冠部の被着部エナメル質へのメガボンド2（クラレノリタケデンタル）によるセルフエッチングプライマー処理

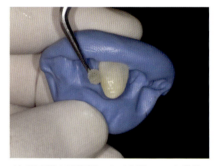

2| 歯冠部の被着部エナメル質へのメガボンド2による接着処理

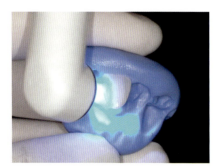

2| 歯冠部の被着部エナメル質の接着処理面への光照射

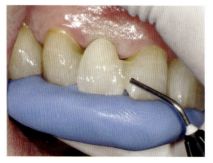

充填用シリコーンガイド上で 2| 歯冠部を所定の位置に復位し，|31 被着部エナメル質とフロアブルレジンにて固定

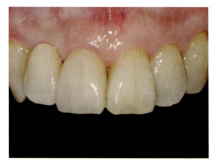

術後．患者自身の抜歯後の歯冠を活用したダイレクトブリッジ修復を完了

補修修復について

　コンポジットレジン修復はコンポジットレジンの機械的物性の弱さから，経時的な摩耗や破折はどうしても避けられないことがあり，補修修復が必要となってくる場面があります．2016年にFDIに提唱されたMID（Minimal Intervention Dentistry）[3]においても「欠陥のある修復物は再修復よりも補修を検討する」とされており，コンポジットレジン修復に限らず，日常臨床における修復治療は補修修復が必要となることがあります．

　補修修復においても前述のクリアフィルメガボンド2を使用することも可能です．金属（特に貴金属）の表面処理材としてアロイプライマー（クラレノリタケデンタル）を前処理材として使用したりコンポジットレジンやセラミックの表面処理材としてクリアフィルポーセレンボンドアクティベーター（クラレノリタケデンタル）をクリアフィルメガボンド2のプライマーと混和することで，それらの表面処理が可能となります．しかしながら，被着面は複数の材質が混在していることが多いこと，材質が不明な場合もあることから，その表面処理に悩まされることも少なくありません．そういった場合，歯質のみならず，さまざまな材質に使用でき，かつ併用するレジンのタイプも選ばないボンドマーライトレスⅡ（トクヤマデンタル）のようなマルチユースの接着システムも利便性が高いです．ただし，マルチユースの接着システムは，ターゲットを一つに絞った専用プライマーに比べると接着強さが劣ることがあるので，注意が必要です．

レジン前装冠の前装部脱離に対する補修修復

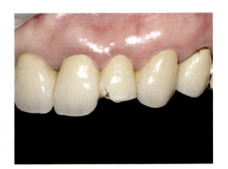

術前．|2 レジン前装冠の前装部脱離

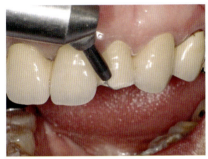

露出した金属表面へのサンドブラスト処理

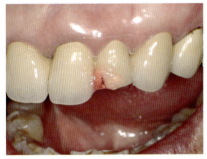

被着面へのリン酸エッチング操作

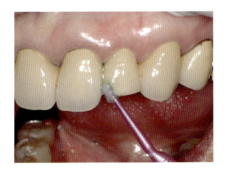

ボンドマーライトレスⅡ（トクヤマデンタル）によるメタル・レジン表面への一括処理

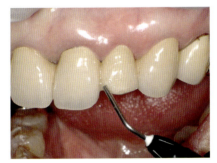

エアー乾燥後，光照射なしでフロアブルレジン充填

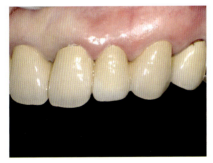

術後．補修修復を完了して審美性を改善

文献

1) Yoshida Y, et al. Comparative study on adhesive performance of functional monomers. J Dent Res. 2004；83（6）：454-458.
2) Yoshihara K, et al. Novel fluoro-carbon finctional monomer for dental bonding. J Dent Res. 2014；93（2）：188-194.
3) FDI World Dental Federation. FDI policy statement on Minimal Intervention Dentistry（MID）for managing dental caries：Adopted by the General Assembly：September 2016, Poznan, Poland. Int Dent J. 2017；67（1）：6-7.

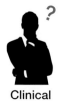

Clinical

窩縁部エナメル質へのセレクティブエッチングの必要性について，教えてください．

Answer

窩洞形成を行う際，窩縁部において窩縁の整理あるいはベベルの付与を行うことで，切削した部分と，切削していない部分ができます．切削エナメル質も，無切削エナメル質もリン酸エッチングを行うことで接着強さが向上すること，また経時的なマージンの変色を防止できることから，セレクティブエッチングは必要と考えています．

　健全歯におけるエナメル質の再表層部は無小柱エナメル質と呼ばれ，小柱構造を欠いており耐酸性の高い構造となっています．窩洞形成を終えた後の窩縁部においては，窩縁を整理する目的や審美部位では審美性の向上を目的としてベベルを付与することがあり，切削した部分ができます．切削した部分には象牙質と同様にスミヤー層ができ，無小柱エナメル質がなくなり小柱構造の断面が露出します．

無切削エナメル質

　耐酸性が非常に高いため，セルフエッチングシステムのマイルドな酸ではほとんど脱灰されず，2ステップセルフエッチングシステムのプライマーで表面処理を行っても，小柱構造が露出することはなく，いわゆるエッチングパターンを確認することができないことが知られています[1]．そのため，その接着強さは比較的弱く，経時的にも接着界面が劣化することが予想されます．一方，リン酸エッチング処理を行うことで，無小柱エナメルは脱灰され，エナメル小柱構造が露出します．この表面をセルフエッチングシステムで処理することにより，耐久性の高い接着界面を得ることが可能になります．

切削エナメル質

　切削エナメル質にマイルドな酸で表面処理を行うと，スミヤー層が除去されるとともに，エナメル小柱構造を脱灰し表面積が増加するため，ある程度十分な接着強さが得られますが，リン酸エッチング処理をするとより接着強さが上昇することが知られており，リン酸を併用することが必要と考えております．

　術者の設定したマージンにジャストでコンポジットレジンのフィニッシュラインを設定することは困難で，多少のオーバーがあることも考えると，耐酸性に優れたエナメル質への接着操作として，切削の有無にかかわらずセレクティブエッチングを併用することは，接着耐久性の向上と経時的なマージンの変色を防止するという観点から必要であると考えています．

Step 4 接着操作

セレクティブエッチングを併用した2級修復症例

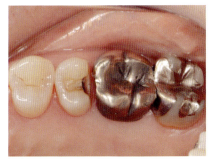

術前．|5 のインレー脱離を主訴に来院．脱離部分にはう蝕も認める

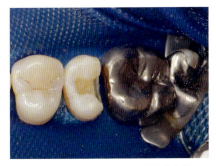

う蝕検知液を併用しながらう蝕除去を行い，ラバーダム防湿を行った

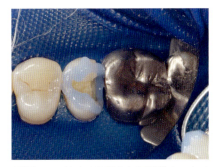

切削しているベベル部分と無切削のエナメル質をセレクティブエッチング．歯肉側にエナメル質がある場合は処理を忘れてはならない

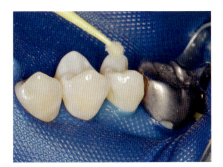

窩洞の多少外側まで接着操作を行う

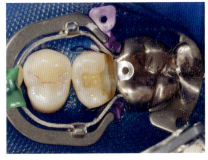

リングタイプリテーナーを装着し隔壁を作製した．歯肉側マージンに隙間がないことの確認が必要

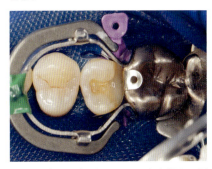

フロアブルレジンを用いて，窩底部を一層ライニングした

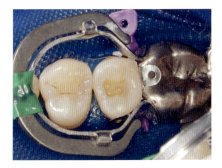

隣接面部分の充填を先に行い，1級窩洞にし，解剖学的形態を考慮しながら，充填操作を終了する

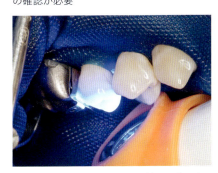

リテーナーとマトリックスを外した後にも，十分な光照射を行う

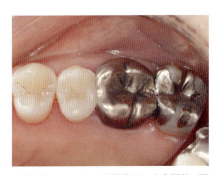

充填直後．このあと形態修正・咬合調整・研磨を行う

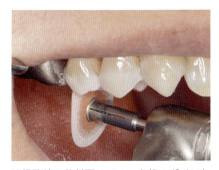

辺縁隆線の外斜面はディスク状のポイントを用いると修正しやすい

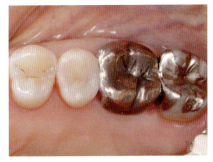

研磨まで終えた後の咬合面観

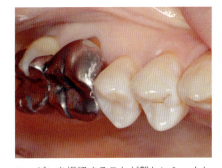

マージンを視認することが難しいシームレスなコンポジットレジン修復が行えた

文献

1) Sato A, Sato T, Ikeda M, Takagaki T, Nikaido T, Tagami J, Shimada Y. Influence of different tooth etchants on bur-cut and uncut enamel. Dent Mater J. 2023；42（3）：311-318.

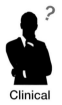

Clinical

くさび状欠損などのTooth Wearへの接着操作について，教えてください．

Answer

くさび状欠損は，Tooth Wearのなかでも歯頸部に限局して発生するもので，非う蝕性の欠損です．非う蝕性であるため，無切削で接着操作に進んで良いと考えがちですが，長く口腔内にさらされ，酸性の環境にあることから，歯質が軟化していることが多く，一層の削除をしてからの接着操作が推奨されます．

Tooth Wear

　くさび状欠損は，主に唇面や頬側面の歯頸部に好発する摩耗症の一つで，基本的にう蝕のない欠損です．くさび状欠損の原因はブラッシングによる摩耗や，咬合力によるアブフラクションとされており，議論が分かれています．近年ではTooth Wearの一種と考えられており，歯頸部に限局して発生したものは，とくに非う蝕性歯頸部歯質欠損（Noncarious Cervical Lesion：以下NCCL）と呼ばれています．

　NCCLの主な原因として，前述の摩耗，アブフラクションに加えて，酸蝕があげられています．口腔内では，この3つのうちどれか1つだけの原因が作用するということが実際には起こりづらいため，複数の原因が同時に作用する多因子性疾患としてNCCLは考えられるようになってきています．それぞれの原因が与える影響の大きさは，患者や歯ごとに異なり，ライフステージによっても変化するため，NCCLは多様な臨床像を示すことがわかっています．

Tooth Wearへの接着操作

　上述したように，Tooth Wearは複合要因にて起きており酸蝕の影響を少なからず受けています．酸蝕の影響を受けると，エナメル質においては軟化[1]，象牙質においても軟化していると考えられており，その層は接着にとって不利な層となるため，一層除去することが推奨されています．

　一層除去するためには，バーによる切削あるいはエアーアブレージョンによる機械的前処理が推奨されています．バーによる切削は，すべての酸蝕面を球形のバーで切削できるか手技的な問題がある一方，エアーアブレージョンについては，アルミナなどの粒子が象牙質に食い込むことが懸念されることから，議論が分かれているところです．

Step 4 接着操作

　その後の接着操作については，現在のゴールドスタンダードである2ステップセルフエッチングシステムであったり，1ステップセルフエッチングシステムを用いることもありますが，マージン部分のエナメルの接着を確実とすることと，経時的なマージンの着色の防止のために，セレクティブエッチングを併用することが多いです．

マージンへの着色の審美障害を主訴に再修復を行ったNCCLs症例（マイクロスコープ動画からの切り出し画像）

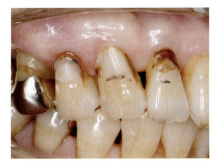
10年以上前の修復物ならびに修復物周囲の審美障害を主訴に来院された

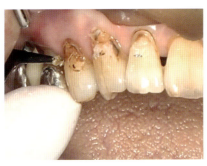
旧修復材料の除去後，レジンナイフを用いて，剥離できるところについては剥離を行った

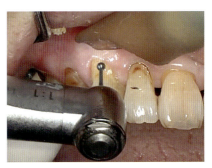
象牙質については，ラウンドバーを用いて一層削除して，新鮮面を露出させた

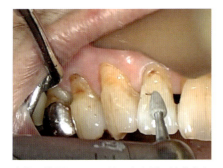
窩縁の整理については，本症例では着色も除去したかったため，過切削防止の観点からホワイトポイントを用いた

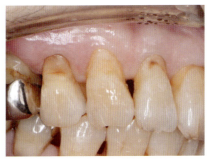
窩洞形成を終了

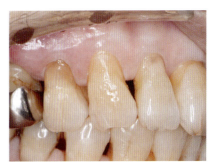
セレクティブエッチング，次いでメガボンドを用いて接着操作を終了した

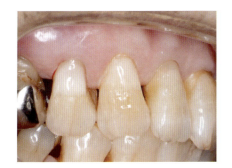
ユニバーサルシェードのオムニクロマフローを一層充填（光照射前は明度が高い）

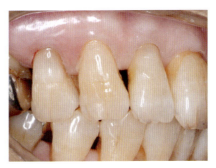
オムニクロマのペーストタイプを用いて，形態を付与しながら充填を行った（光照射前）

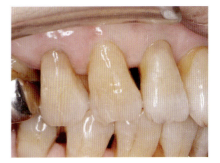
光照射後，形態修正・研磨を行った．光照射をすることで，周囲との色調適合が得られる

文献

1) Attin T, et al. Correlation of microhardness and wear in differently eroded bovine dental enamel. Arch Oral Biol. 1997；42（3）：243-250.

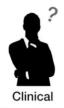

SLDP法について，教えてください．

Answer

より良い接着そして接着耐久性の向上を目指すべく，次亜塩素酸ナトリウム溶液とスルフィン酸塩などを含有する還元材を使ったスミヤー層脱蛋白改質前処理法（Smear Layer Deproteinizing Pretreatment）のことです．

う蝕除去の範囲

う蝕検知液についてはSTEP2（28ページ）で少し触れましたが，日本では1978年頃よりう蝕象牙質の硬さの変化と細菌の侵入が必ずしも一致しないことが報告されている[1]ため，う蝕除去の際には，切削時の象牙質の硬さを指標にするのではなく，う蝕検知液を使用し，染色範囲を指標としたう蝕除去が行われています．

露髄を伴う可能性のある深在性のう蝕への対応は，日本においても術者によって見解が異なるかと思いますし，欧米においてもヨーロッパと米国では異なっているようです．ヨーロッパ（European Society of Endodontology）のposition statement[2]では，日本の「う蝕治療ガイドライン（日本歯科保存学会）」に近い1回法やステップワイズエキスカベーションなどの2回法によるSelective carious tissue removalが推奨されています．一方，米国（American Association of Endodontists）のposition statement[3]では，う蝕象牙質内層にあたるFirm Dentinを含むComplete caries removalが推奨されています．いずれのposition statementにおいても，う蝕検知液の言及はなく，欧米でのう蝕の除去範囲については，硬さを指標にしているようです．

日本やヨーロッパのようにう蝕象牙質内層を残した場合，その接着強さは健全象牙質に比べて低下することが知られています[2]が，歯髄保存の観点と，健全象牙質の露出により象牙細管から漏出してくる歯髄内液による接着阻害を考えると，う蝕象牙質内層を残すメリットは十分あると考えられます．残置したう蝕象牙質内層への接着強さを改善し，接着耐久性を高めることを目的としたのが，SLDP法（Smear Layer Deproteinizing Pretreatment；スミヤー層脱蛋白改質前処理法）と呼ばれる手法です[4]．

日本・ヨーロッパ	う蝕象牙質外層	う蝕象牙質内層	健全象牙質
除去の有無	除去する	除去しない（除去しきると露髄することがある）	除去しない
米国	Soft Dentin	Firm Dentin	Hard Dentin
除去の有無	除去する	除去する	除去しない
カリエスチェック	染まる	染まらない	染まらない
カリエスディテクター	染まる	染まる	染まらない

Step **4** 接着操作

スミヤー層の問題点とその表面改質

　う蝕象牙質（健全象牙質でも）を切削することで，その表面にスミヤー層が形成されることが知られています．このスミヤー層は，切削片の中に含まれるコラーゲンなどの有機質を含んでいます．日本のみならず世界のゴールドスタンダードとなっているセルフエッチングシステムは，マイルドな酸性である機能性モノマーによる脱灰能をもつ接着システムですが，このマイルドな酸性では被着象牙質に付着しているスミヤー層を完全に除去することは難しく，接着の要となる樹脂含浸層（Hybrid Layer）の上に残存してしまいます．そしてこの残存したスミヤー層が Hybridized Smear Layer（HSL）として接着阻害因子となり，接着耐久性を低下させることが知られています．

　そこで，次亜塩素酸水溶液によるスミヤー層の改質（有機成分の溶解除去）をすることが，HSL 形成を防ぎ，接着向上に寄与することが知られています[5]．さらに，次亜塩素酸水溶液で表面改質することで，レジンモノマーの浸透性が向上すること，ミネラル密度上昇による化学的接着が向上すること，そして接着阻害因子の水分量が減少するという 3 つの利点が考えられ，象牙質接着耐久性が向上します[6]．健全象牙質はもちろんのこと，う蝕象牙質内層では健全象牙質に比べて有機質に富むこと，残置された可能性のある細菌への殺菌効果も期待されることから，その効果はより高いとされています[7]．

　なお，10%リン酸（K エッチャント：クラレノリタケデンタル）を用いて切削面のスミヤー層を除去し，次いで 10%次亜塩素酸ナトリウム水溶液（AD ゲル：クラレノリタケデンタル）を作用させることにより，象牙質表面の有機質を除去する AD ゲル法とは，最初に象牙質をリン酸処理し脱灰させるという点で大きく異なります．

次亜塩素酸水溶液を用いるデメリット

　次亜塩素酸水溶液はスミヤー層の改質に有効であることは上述しましたが，次亜塩素酸ナトリウム処理によって産生した酸化物が水洗後も歯面上に残り，その後の接着操作に用いる接着システムに含まれるレジンの重合阻害を起こすことが知られています．この酸化物をスルフィン酸塩などを含有する DC アクチベーター（クラレノリタケデンタル）あるいはアクセル（サンメディカル）などの還元材を塗布することで還元処理を行い，重合阻害を防ぎます．最近では，還元剤処理自体が光重合型接着システムの重合を促進させる効果も見いだされ，還元処理後にボンドを塗布する 1 ステップセルフエッチングシステム（ユニバーサルタイプを含む）では，これらの処理の効果がより高くなることも知られています[8]．この次亜塩素酸処理による有機物の除去から還元材を用いた酸化物の除去までの一連を，SLDP 法と呼んでいます．

SLDP 法の実際

　次亜塩素酸ナトリウム水溶液を窩洞に塗布し，30 秒放置します．その後，次亜塩素酸ナトリウム水溶液が残らないようにしっかり水洗を行います．次いで，酸化物を還元するための還元材を塗布し 5〜10 秒放置した後，水洗は行わず乾燥のみを行います．その後の接着操作は，通常通り行います．

　これらはセルフエッチングシステムの前処理として有効ですし，直接法・間接法を問わず，象牙質の改質として有効な手段として考えられています．スルフィン酸塩などを含み還元材として用いることができる材料は，前述のほかにもビューティボンドユニバーサル DCA（松風），G プレミオボンド DCA（GC）など，各社接着システムと併せて販売されています．

77

歯髄に近接する二次う蝕にSLDP法を用いた症例

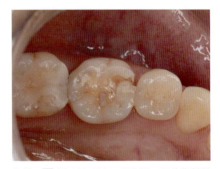
術前．6｜「歯が欠けた」が主訴．旧修復材料が残っており，歯が欠けたかコンポジットレジンが欠けたかは不明

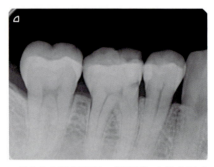
X線から旧修復材料の歯頸側にう蝕を認める．歯髄との距離は比較的近接している

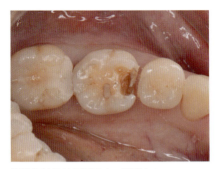
旧修復材料は切削途中で脱離した

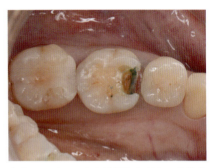
カリエスチェックを使用しながら，う蝕象牙質を段階的に除去していく

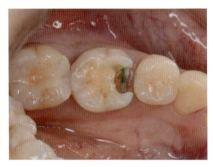
数度目の染色．CEJに沿った部分とう窩の歯髄側に，う蝕が残っていることがわかる

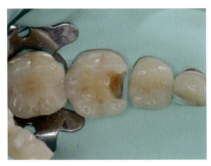
通法通りラバーダムを装着．これでは歯頸側マージンにラバーダムシートがのってしまっている

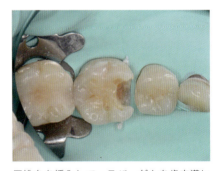
圧排糸を挿入して，ラバーダムを歯肉溝に挿入したところ．一つ前の写真に比べてマージンが明示されている

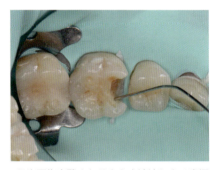
6％次亜塩素酸ナトリウム水溶液による窩洞処理．ラバーダム防湿がしっかりなされていることが重要

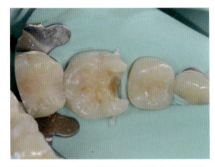
窩洞処理は30秒間行う．有機物との反応により，発泡していることがわかる

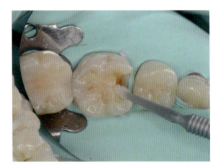
水洗後，DCアクチベーターによって還元処理を行う（5〜10秒）

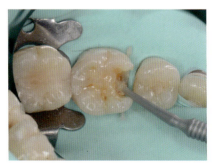
水洗せずに乾燥後メガボンドのプライマーによる表面処理．20秒間繰り返し塗布

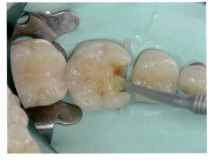
メガボンドのボンドによる表面処理．ついで光重合を行う

Step 4 接着操作

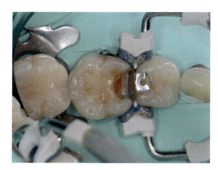
3Dメタルマトリックスとリングタイプリテーナーを装着したところ．頬側のマージン部にわずかなギャップを認める

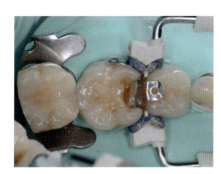
ウェッジを頬側から挿入したところ．前述のギャップがなくなり，マトリックスと窩洞マージンの適合が良好になった

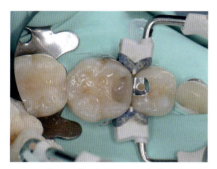
フロアブルレジンを用いて，窩底部を一層充填して，光照射．隣接面から辺縁隆線までを積層充填した

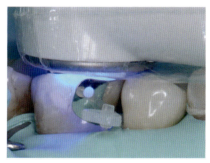
リテーナーを外し，マトリックスを浮かせて，光の届きづらいところまで光重合を行う

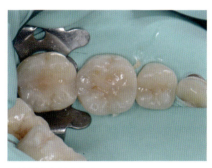
充填操作を終えたところ

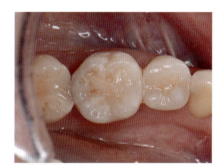
咬合調整研磨まで終了した術直後

　世の潮流はステップ数の減少が目標とされ，1ステップないし2ステップの接着システムが主流の時代です．SLDP法はそのような時代の流れに逆行するように感じるかもしれません．しかし，適応症となる歯髄症状のない若年者の比較的大きな急性う蝕や，歯髄に近接する（露髄の可能性がある）二次う蝕，そして歯冠をまるまる修復するような大規模修復の際には，歯質・歯髄を最大限保存することが目的となります．その目的の達成のためには，「より良い」接着操作が必要となります．

　SLDP法は都合4ステップとなってしまいますが，その目的達成のために必要なことと考え，適応症を選びながら使用していく手法であると考えています．

文献
1) Fusayama T. Two layers of carious dentin；diagnosis and treatment. Oper Dent. 1979；4（2）：63-70.
2) European Society of Endodontology（ESE）developed by：；Duncan HF, et al. European Society of Endodontology position statement：Management of deep caries and the exposed pulp. Int Endod J. 2019；52（7）：923-934.
3) AAE Position Statement on Vital Pulp Therapy. J Endod. 2021；47（9）：1340-1344.
4) 保坂啓一．接着性レジンの象牙質接着耐久性改良法の探求と接着破壊ダイナミクスの解明．日歯保存誌．2020；63（6）：479-482.
5) Yoshiyama M, et al. Resin adhesion to carious dentin. Am J Dent. 2003；16（1）：47-52.
6) Hosaka K, et al. Smear layer-deproteinization：Improving the adhesion of self-etch adhesive systems to caries-affected dentin. Current Oral Health Reports. 2018；5：168-177.
7) 中島正俊ほか．う蝕象牙質に対する2ステップ・セルフエッチ接着システムの接着性能の改良．日歯保存誌．2008；51（4）：396-402.
8) Hasegawa M, et al. Degree of conversion and dentin bond strength of light-cured multi-mode adhesives pretreated or mixed with sulfinate agents. Dent Mater J. 2021；40（4）：877-884.

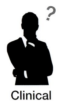

隣在歯や軟組織への接着材の付着による影響や，飛散防止対策について教えてください．

Answer

各接着ステップで使用する接着材料には，隣在歯エナメル質の脱灰や周囲軟組織の粘膜白色化など，さまざまな問題の原因となる成分が含まれています．口腔内での接着操作時は，ラバーダム防湿・バキューム・テフロンテープなどを組み合わせて使用し，隣在歯や周囲軟組織への接着材の飛散防止に努めることが大切だと考えています．

接着材の飛散防止対策

　コンポジットレジン修復で使用する接着材は，基本的に歯質を脱灰して浸透するための酸性成分が含まれています．エナメル質に使用するエッチング材はpH1以下であり，クリアフィルメガボンド2（クラレノリタケデンタル）のセルフエッチングプライマーはpH2程度です．エナメル質の脱灰臨界pHが5.5であることを考えても，可能な限り修復における被着面以外には，接着材が接触しないように努めることが大切だと考えています．また，周囲の軟組織に関しても，接着材の酸性成分が粘膜に付着すると，コラーゲン変性により粘膜の白色化を引き起こすことがあります．白色化した部分は1週間程度で消退する旨を患者に説明し，歯ブラシ等の機械的刺激を強く与えないように注意喚起することが大切です．

　また，クリアフィルメガボンド2（クラレノリタケデンタル）のボンディング材に関しても，飛散した窩洞周囲の歯面上で重合硬化すると容易には除去できない状況となり，50〜100μmの厚さで被膜化して咬合調整などの精度を低下させる可能性があります．

　各接着ステップで使用する材料の性状を考慮し，ラバーダム防湿・バキューム・テフロンテープなどを組み合わせて使用し，隣在歯や周囲軟組織への接着材の飛散防止に努めることが大切だと考えています．

隣在歯隔離用テフロンテープ「アイソテープ」（モリムラ）
- 撥水性に優れ，患歯と隣在歯とを隔離し，侵襲を避けたい部位を保護します
- 耐薬品性に優れた材質で，口腔内使用を目的として設計開発されています
- 歯間部への挿入が容易な厚さで柔軟性があり，隣在歯の形態に適合します

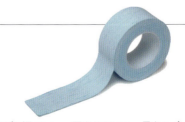

（サイズ：幅18mm・厚さ0.07mm・長さ5m）

Step 4 接着操作

小規模離開歯列への審美改善

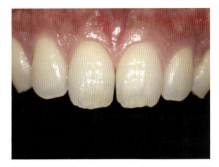
術前．コンポジットレジン修復による上顎中切歯間の空隙閉鎖を計画

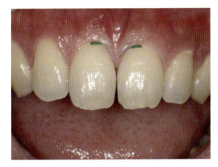
歯肉排除

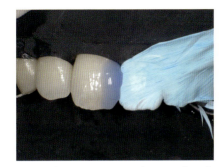
ラバーダム・アイソテープ（モリムラ）を装着して 1| の接着操作に移行

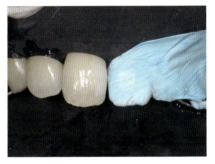
水洗・乾燥後

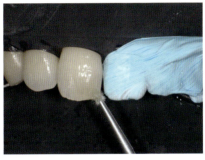
クリアフィルメガボンド 2（クラレノリタケデンタル）による接着操作

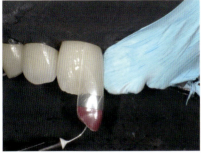
バイオクリアー ブラックトライアングルマトリックス（上顎前歯ピンク S）設置後，フロアブルレジン充填

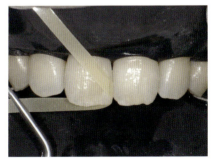
1| 形態修正・研磨操作

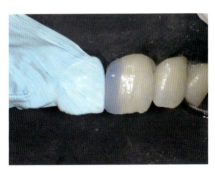
|1 接着操作を開始

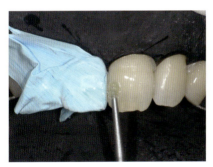
クリアフィルメガボンド 2（クラレノリタケデンタル）による接着操作

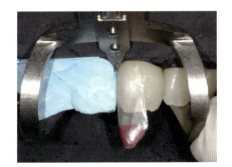
アイボリーセパレーターによる歯間離開を行い，マトリックスの厚さを補償

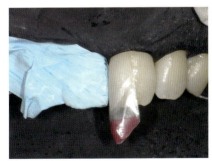
バイオクリアー ブラックトライアングルマトリックス（上顎前歯ピンク S）設置後，フロアブルレジン充填

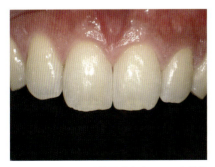
術後．離開部への充填操作を完了し，審美性が改善された

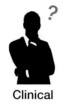

Clinical

接着操作における被着面の血液・唾液汚染への対応について，教えてください．

Answer

可能な限り接着操作前に環境を整備し，周囲軟組織を安定させることが重要ですが，接着操作開始後に被着面が汚染された場合には，その段階に応じた接着操作のやり直しなど，適切な対応を行う必要があります．

接着ステップ各段階における被着面汚染への対応

コンポジットレジン修復において接着対象となる歯質が歯肉縁下のコンディションとなった場合，周囲軟組織からの血液や滲出液による被着面の汚染は各種接着システムの歯質接着力を低下させ[1]，修復の予後を左右する大きな要因となります．可能な限り接着操作前に環境を整備し，周囲軟組織を安定させることが重要ですが，接着操作開始後に被着面が汚染された場合には，下表に示す通り，その段階に応じた適切な対応を行う必要があります．また止血材としては，接着システムの接着強度を低下させる成分を含まない止血材（ボスミン：第一三共）の使用を推薦します[2]．

接着操作開始前	・ボスミンによる止血（圧排操作併用） ・適合の良い仮封により歯周組織の健全化を待って次回診療時に再接着操作
セルフエッチングプライマー処理後	・汚染面の一層削除 ・ボスミンによる再止血後に最初から再接着操作（圧排操作併用）
接着処理・光照射後	・汚染面の一層削除 ・ボスミンによる再止血後に最初から再接着操作（圧排操作併用）
コンポジットレジン充填操作・光照射後（修復当日）	・ボスミンによる再止血 ・汚染面の水洗・乾燥後に追加のコンポジットレジン充填操作（接着材の使用なし） （充填中のコンポジットレジン表層に残存した未重合層を活用して，追加するコンポジットレジンとの一体化を目指す）

文献
1) 森川正治ほか．血液汚染がコンポジットレジンの象牙質接着に与える影響．日歯保存誌．1996；39：168-179．
2) Saad A, et al. Effect of dentin contamination with two hemostatic agents on bond strength of resin-modified glass ionomer cement with different conditioning. Dent Mater J. 2019；38（2）：257-263.

Step 4 接着操作

接着強さが求められる大規模な修復処置（ダイレクトクラウン修復）

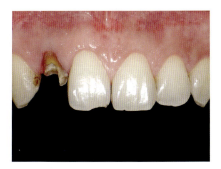

術前．2│歯冠部全体の破折が主訴．破折断面には感染象牙質が認められ，一部は歯肉縁下に及ぶ

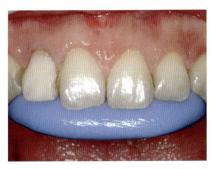

破折片を復位して仮固定し，充填用シリコーンガイドを作製

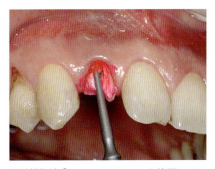

う蝕検知液「Caries Detector」を使用して，脱灰・軟化したう蝕象牙質内層を判別

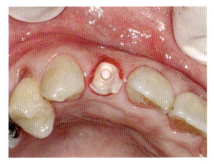

窩洞形成終了後の残存歯質量はきわめて少なく，口蓋側を除き歯肉縁下マージンの状態

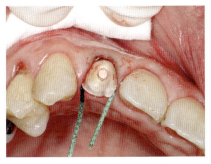

圧排糸を挿入して，残存歯質と周囲軟組織とを完全に隔離

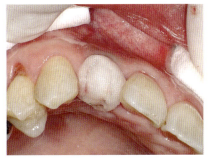

接着システムの接着強度を低下させる成分を含まない止血材（ボスミン：第一三共）を約30分間使用

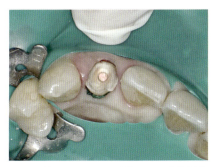

ラバーダムシステムを装着して，充填操作に移行する準備が整った状態

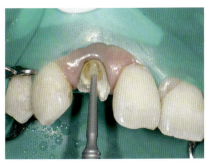

クリアフィル メガボンド2（クラレノリタケデンタル）による接着操作

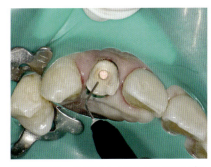

接着操作後，少量ずつ分割してフロアブルレジンによる積層充填を開始

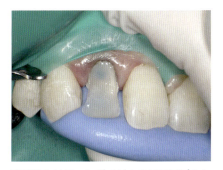

充填用シリコーンガイド上のフロアブルレジンの充填操作で，近遠心の切縁隅角部を含む口蓋側面の再構築を完了

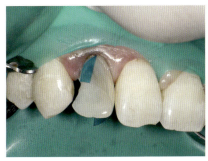

3Dクリアマトリックスとフロアブルレジン（クリアフィル ES フロー A2：クラレノリタケデンタル）による近心隣接面形態の構築

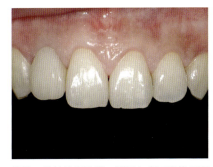

術後．比較的短時間で適切な歯冠形態を再構築し，ダイレクトクラウン修復を完了

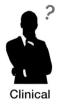

Clinical

ホワイトニング終了後の歯質への接着操作の注意事項について，教えてください．

Answer

ホワイトニング処置における歯質への漂白効果は，ホワイトニング材料の主成分である過酸化水素（または過酸化尿素）から，水・酸素への分解作用のなかで生じるフリーラジカルが，歯質の変色・着色の原因となっている有色の有機分子を分解することで発現する色素除去作用です．歯質表層に残留した酸素により，一定期間はコンポジットレジンの歯質接着力が低下するため，1週間程度の期間を置いて修復操作に移行するか，歯質表層を一層削除して修復操作に移行することをお勧めします．

コンポジットレジン修復とホワイトニング

　コンポジットレジン修復によって主に前歯部の形態的な審美改善を行う場合には，同時に歯冠部の色調改善を必要とする場面も多いと思います．健全歯質を温存した状態での色調改善方法としてホワイトニング処置が広く活用され，コンポジットレジン修復との併用で歯質保存的な審美改善が可能となり，治療内容としての相性が非常に良いと考えられます．

　各種ホワイトニング処置における歯質への漂白効果は，ホワイトニング材料の主成分である過酸化水素（または過酸化尿素）から，水・酸素への分解作用の中で生じるフリーラジカルが，歯質の変色・着色の原因となっている有色の有機分子を分解することで発現する色素除去作用です．ホワイトニングには，失活変色歯が適応となる「Walking Breach」，生活変色歯が適応となる「Office Breach」「Home Breach」とがありますが，ホワイトニング処置を併用した場合のコンポジットレジン修復の注意事項・特徴をまとめます．

- ■ ホワイトニング処置後，コンポジットレジンの歯質接着性能が一定期間低下する
- ■ 一時的に低下した歯質接着強さは，ホワイトニング材料の濃度にかかわらず，24時間後には回復する
- ■ ホワイトニング処置後に歯質表層を一層削除した場合には，歯質接着性能の低下は回避できる
- ■ ホワイトニング処置後の歯冠部色調は多少の後戻りがあるが，2週間程度で安定する
- ■ ホワイトニング処置後の歯冠部色調に適合しやすいコンポジットレジンの色調選択肢が増加している
- ■ コンポジットレジン修復後の定期的ホワイトニングにより，二次う蝕・歯周病の抑制効果が期待できる

「Walking Breach」を併用したコンポジットレジン修復による審美改善

　過去の打撲による歯髄失活・変色を主訴に来院し，歯質保存的な審美改善を希望しました．歯牙打撲などの外傷により，髄腔内に出血または循環障害を起こし，歯髄組織が壊死した場合には，血中ヘモグロビンの鉄分と壊死組織の分解産物である硫化水素が象牙細管に侵入して反応し，硫化鉄となって歯の変色を引き起こすとされています[1]．

　本症例では根管治療終了後，根管充填材を歯肉縁相当部より根尖側方向に 2.0 mm 程度下まで除去，歯髄腔内に過ホウ酸ナトリウムと水との混和ペーストを充填し，水硬性セメントにて仮封します．過ホウ酸ナトリウムと水との反応により発生した過酸化水素は，水・酸素へと分解される過程でフリーラジカルを生じ，象牙細管内の変色原因分子を分解・除去します．週1回程度の貼薬交換を5週間継続し，「Walking Breach」を終了しました．

　ホワイトニング処置終了後は，歯質表層への酸素残留によるコンポジットレジンの接着力低下を回避するため，歯髄腔内を水硬性セメントのみで1週間程度仮封し，その後に修復操作に移行しました[2]．旧修復材料の除去後，2ステップセルフエッチングシステムにて接着操作を行い，オペーク系のフロアブルレジンを充填して修復を完了しました．

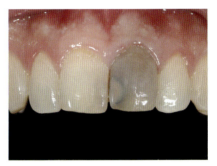

術前．|1 失活変色による審美障害を主訴に来院

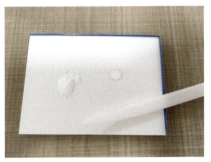

「Walking Breach」に使用する薬剤として過ホウ酸ナトリウムと精製水を準備

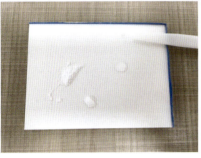

過ホウ酸ナトリウムと精製水とを混和してペースト状に調整

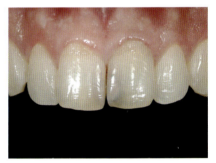

「Walking Breach」3週間後

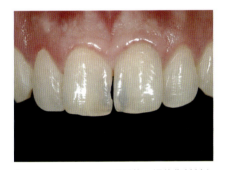

「Walking Breach」5週間後．旧修復材料を除去

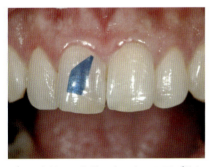

|1 3Dクリアマトリックスとフロアブルレジンによる隣接面窩洞への充填操作

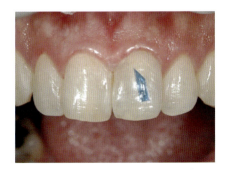

|1 3Dクリアマトリックスとフロアブルレジンによる隣接面窩洞への充填操作

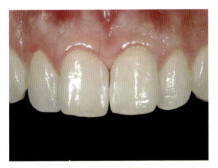

術後．|1 失活変色・旧修復材料下の二次う蝕による審美障害を改善

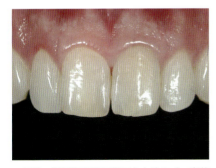

3年後．歯冠部色調の後戻りも少なく，審美性は確保されている

ホワイトニングによる知覚過敏への対応と歯質接着性との関係

　前歯部全体の色調改善を含めた審美障害を主訴に来院された患者に対して,「Home Breach」とホワイトニング処置後のコンポジットレジン再修復とを提案しました．上顎前歯部には複数箇所にすでにコンポジットレジン修復が行われており,ホワイトニング処置後の歯冠部歯質の色調と,コンポジットレジン修復部位の色調との間に色調の不一致が生じる可能性が高いため,再修復の必要性に関する事前の説明が重要となります．また,ホワイトニング処置に伴う知覚過敏症状への対応が必要となる症例も多く,ホワイトニング効果を阻害せず,コンポジットレジン接着性能への影響も回避できるタイプの知覚過敏抑制材（ティースメイト ディセンシタイザー：クラレノリタケデンタル）を効果的に応用することも重要であると考えています[3]．

　歯頸部付近に対してティースメイト ディセンシタイザーを週1回程度のペースで塗布しながら,合計で約2カ月間の「Home Breach」を行い,10日間の色調安定期間を置いて色調不一致部分のコンポジットレジン再修復に移行しました[4]．旧修復材料の除去後,1ステップセルフエッチングシステム（ボンドマーライトレス：トクヤマデンタル）にて接着操作を行い,ユニバーサルシェードコンセプトのコンポジットレジン（オムニクロマ：トクヤマデンタル）を充填して修復操作を完了しました．

　一般的には,ホワイトニング処置後の歯冠部色調に合わせたコンポジットレジンを選択することは非常に難易度が高いと考えています．各社から,ホワイトニングシェードと呼ばれる顔料によって明度の高い色調を再現したコンポジットレジンも登場していますが,患者ごとに微妙に異なるホワイトニング後の歯冠部色調に正確な適合を得ることは,難しいと感じています．

　本症例で使用している「オムニクロマ」「オムニクロマ フロー」は,独自の色調をもたず窩洞周囲の歯冠部色調を反映して発色する特徴をもつ,新しいシェードコンセプトのコンポジットレジンであり,ホワイトニング後の明度が高く透明感のある歯冠部色調への適合を得やすいという特徴をもっています．隣接面窩洞には流動性の高い「オムニクロマ フロー」を3Dクリアマトリックスとともに使用し,唇側面への広範囲の充填操作には形態付与しやすいペーストタイプの「オムニクロマ」を使い分けています．また,今後のホワイトニング処置の追加により,さらに歯冠部色調の明度が上昇した場合にも,「オムニクロマ」によって充填された修復部位は,その色調変化に追随して適合性の高い発色を期待することも可能であると考えています．

文献
1) 久光　久,松尾　通編集．改訂版 歯の漂白．デンタルフォーラム,1997；1-8．
2) 河合利浩ほか．漂白材の過酸化水素濃度が漂白エナメル質へのレジンの接着強さに及ぼす影響．Adhes Dent,2013；31（4）：191-198．
3) 大森かをるほか．リン酸カルシウム系知覚過敏抑制材の漂白効果に及ぼす影響．日歯保存誌,2013；56：130-137．
4) 帆足亮太郎ほか．二酸化チタン光触媒漂白材の漂白効果および臨床成績．日歯保存誌,2009；52：208-218．

オムニクロマ・オムニクロマフローを活用したホワイトニング後の前歯部再修復

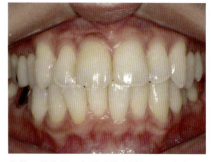

術前．前歯部の色調改善を希望して来院

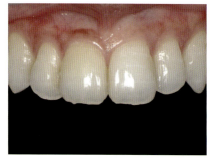

ホワイトニングが終了し,コンポジットレジン修復部位の色調不適合が認められる

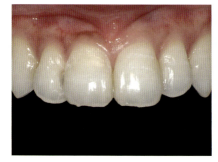

旧修復材料を除去

Step 4 接着操作

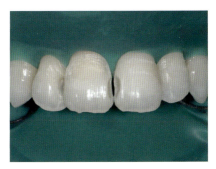
窩洞形成・ラバーダム防湿後

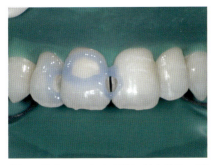
窩洞辺縁部のエナメル質に対するリン酸エッチング処置

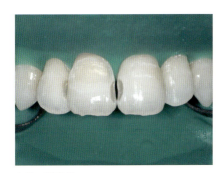
水洗・乾燥後

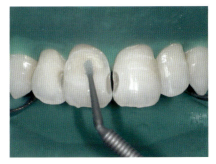
ボンドマーライトレスによる接着操作

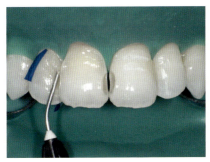
2| 3Dクリアマトリックスとオムニクロマ フローによる隣接面窩洞への充填操作

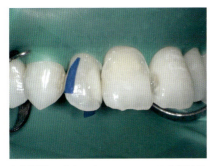
光照射前のオムニクロマ フローの色調は乳白色で明度が高く，歯質色とは色調が一致していない

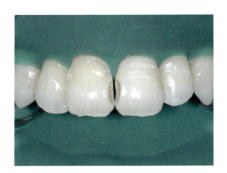
光照射後，オムニクロマ フローの色調は変化し，周辺歯質の色調と調和している

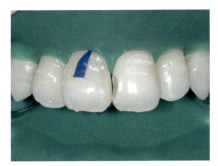
1| 3Dクリアマトリックスとオムニクロマ フローによる隣接面窩洞への充填操作

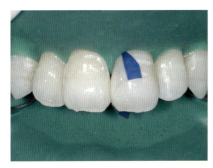
1| 3Dクリアマトリックスとオムニクロマ フローによる隣接面窩洞への充填操作

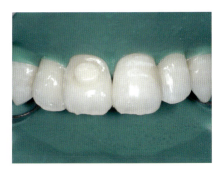
唇側面への広範囲の充填操作には，形態付与しやすいオムニクロマのペーストタイプを使用

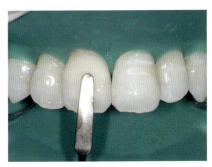
充填器により歯頸部付近の豊隆と唇側面の平坦部とを移行的に再現可能

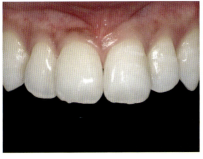
術後，明度の高い歯冠部色調との良好な色調適合状態を確認

Recommended materials!

ラバーウェッジ：ウェジェット（コルテン），スタビライザーコード（モリムラ）

　コンポジットレジン修復に欠かせない，防湿に使用するラバーダムを下部鼓形空隙に本製品を挿入することで固定する装置です．ラバーダムクランプに比べて，歯肉への痛みが少ないことと，装着の簡便さが特徴になります．

　ウェジェットは，ラテックスとノンラテックスの製品が，スタビライザーコードはノンラテックスの製品があります．患者さんのアレルギーなどに配慮しながら使い分けていただきます．

　大臼歯の充填において患歯あるいはその奥にラバーダムクランプをかけ，犬歯小臼歯間あるいは小臼歯間にラバーウェッジを挿入して使用することが多いです．また，前歯の充填においては左右の第一小臼歯間に8歯分のラバーダムパンチを行い，左右の第一・第二小臼歯間にラバーウェッジを挿入して使用することが多いです．

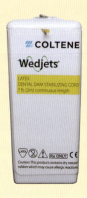
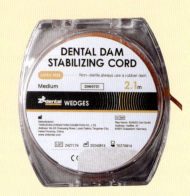

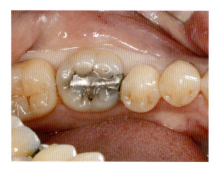
術前．6 歯頚部の二次う蝕を認め，再修復を計画

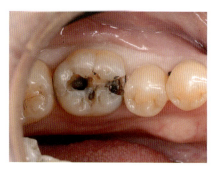
旧修復物を除去したところ，歯頚部にう蝕を認める

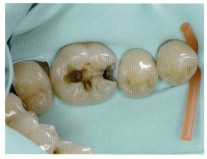
ラバーウェッジを用いて，近心のラバーダムを固定

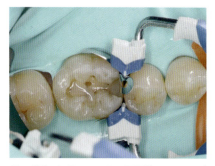
リングタイプリテーナー設置後，フロアブルレジンによる積層充填の第1層目

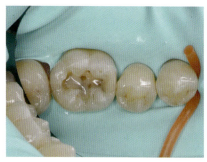
ペーストタイプレジンによる辺縁隆線部の再構築

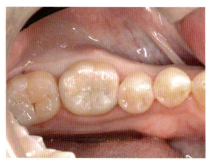
術後

Step 5
積層充填

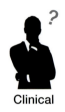

コントラクションギャップ発生防止可能な積層充填方法について，教えてください．

Answer

C-ファクターを考慮した積層充填が必要となります．特にC-ファクターが大きい窩洞では，流れの良いフロアブルレジンを用いて，少しずつ積層充填する必要があります．

コントラクションギャップとは

　コントラクションギャップとは，コンポジットレジン修復においてボンディング材の歯面に対する接着強さよりもコンポジットレジンの重合収縮応力が大きい場合に生じる空隙のことです．コントラクションギャップが生じると，その部分の接着は破壊されるため，歯髄刺激による知覚過敏，細菌の侵入による二次う蝕や歯髄炎，色素の侵入による着色・変色などの症状が現れる可能性があり，その発生を防止する必要があります．

C-ファクターへの配慮

　C-ファクターとは「接着面積」を「非接着面積」で割って求められる数字で，言いかえると，「接着界面の表面積」を「露出しているレジンの表面積」で割って求められる指標のことです．この値が大きいと，重合収縮応力が大きくなり，コントラクションギャップを生じる可能性が高くなると言われています．しばしば立方体を模式図として用いて解説されます（図1）．

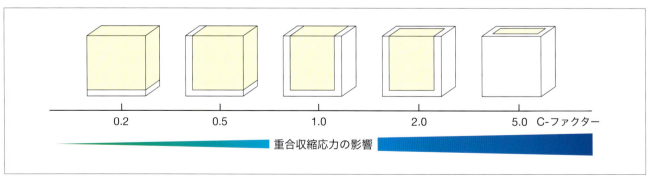

図1　立方体を使用して解説した模式図

しかし，4面を囲まれている1級窩洞を考えたときに，深さによってC-ファクターは変化します．図2に示すように，表面に露出するコンポジットレジンの面積は同じでも，窩洞の深さが浅くなるほどC-ファクターは小さくなるので，窩底部から少しずつ積層充填をすることが大切です[1]．さらに，窩底部象牙質はう蝕を取りきった場合は平坦ではないため，そこにギャップなくコンポジットレジンを充填するためには，流れの良い（ハイフロータイプ）フロアブルレジンを用いて，第一層を完了することが大事であると考えています．仮に平坦面であっても，ペーストタイプレジンを第1層としてバルクで充填すると，コントラクションギャップが発生することが報告されています[2]．

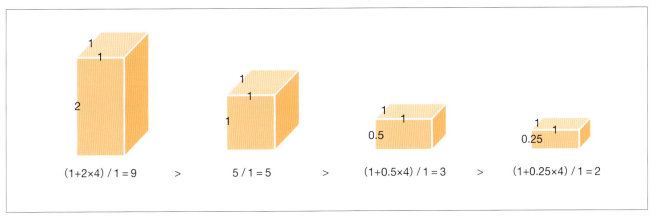

図2 深さによって変化するC-ファクター

光照射について

高出力LEDタイプの照射器を用いても，照射器の照射面から距離が離れれば離れるほど，光強度が減衰し，接着強さも低下することが知られています[3]．そのため，ある程度深さがある窩洞では，光の減弱によって，コンポジットレジンだけではなく接着の鍵となるボンディング材も重合不全が起こる可能性があります．窩洞の深さによって，コンポジットレジンだけでなくボンディング材も照射時間を長くすることで，光重合率を高めることが可能になっています．

コンポジットレジンのシェードについて

窩底部に使用するコンポジットレジンのシェードへの配慮も重要です．彩度が高い歯に対して色調適合性を求め，濃い色調のフロアブルレジンを使用する場面や，う蝕や金属イオンの影響により窩底部が変色している場合は，それをマスキングするためにオペーク色のフロアブルレジンを使用する場面があると思います．濃い色調のレジンや，オペーク色のレジンは透光性が低く光重合しづらいため，積層を薄くすること，光照射器を可及的に近づけること，そして照射時間の延長が必要になることに注意が必要です．

文献
1) Chikawa H, et al. Effect of incremental filling technique on adhesion of light-cured resin composite to cavity floor. Dent Mater J. 2006；25（3）：503-508.
2) Yoshimine N, et al. Interfacial adaptation of composite restorations before and after light curing：effects of adhesive and filling technique. J Adhes Dent. 2015；17（4）：329-336.
3) Ogisu S, et al. Effect of convergent light-irradiation on microtensile bond strength of resin composite to dentin. Int Chin J Dent. 2009；9（4）：45-53.

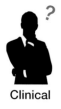

積層充填時のフロアブルレジンの使用方法について，教えてください．

Answer

積層充填の目的は，重合収縮応力の緩和が第一の目的となります．第1層としては，流動性の高い（ハイフロー）タイプのフロアブルレジンの使用が原則となります．その上に用いるコンポジットレジンは，ペーストタイプのものでもいいですし，近年はインジェクタブルレジンと呼ばれるような，流動性の低いフロアブルレジンも発売されていますので，術者の好みで使い分けてよいと考えています．

積層充填の目的

　積層充填の目的は，重合収縮応力を緩和し，コントラクションギャップの発生を防止することが第一の目的となります．そのため，第1層には流動性の高い（ハイフロー）タイプのフロアブルレジンを薄く使用することが原則と考えています．その後の充填に関しては，窩洞の深さとシェードを考慮しながら，充填していきます．窩洞が深い場合は，光照射のことも考慮に入れ，およそ1 mmずつ，最大でも2 mm未満で積層充填していきます．用いるシェードについては，次の項目で解説いたします．

第2層以降の積層充填

　その後の積層充填に用いるレジンは，フロアブルレジンでもペーストタイプレジンでもよいと考えています．近年は，インジェクタブルレジンとも呼ばれるような流動性が低く賦形性の高いコンポジットレジンも市場に流通しています．これらのコンポジットレジンはペーストタイプレジンに匹敵するような高い物性のものもあり，最表層への使用も可能になっていますので，第1層から最表層まですべてをフロアブルレジンで完結することも可能になっています．一方，ペーストタイプレジンは，特に自由診療用のコンポジットレジンで豊富なシェードバリエーションや，積層充填によるより高い次元のシェードコントロールが可能となることや，ハンドリングの良さや賦形性の高さ，そして従来からの機械的性能の高さというメリットもありますので，術者の好みや症例によっての使い分けが可能な時代になってきています．

Step 5 積層充填

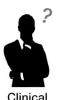

Clinical

積層充填時の各層のコンポジットレジンの厚さの目安について，教えてください．

Answer

第1層に関しては，一番深い位置にあるため光も到達しづらく，到達しても光強度が減弱しているので，可及的に薄く充填することが原則となります．それ以降に関しては窩洞の深さを考慮しつつ，1mm程度を目安に最大でも2mmを超えない範囲で積層充填を行います．

積層充填時の各層のコンポジットレジンの厚さ

　第1層はコントラクションギャップの発生を抑制しつつ，歯質とレジンの接着界面を完成させる大事なステップです．そのうえ，一番深い位置にあるため光も到達しづらく，到達しても光強度が減弱しているので，可及的に薄く充填することが原則となります．それ以降に関しては窩洞の深さを考慮しつつ，1mm程度を目安に最大でも2mmを超えない範囲で積層充填を行います．

用いるシェードによっても厚みには注意が必要

　たとえば，金属修復物をコンポジットレジン修復へ再修復する際には，金属による歯質の変色が見られる場合があります．そういったケースにおいては，金属による変色部分を切削するか，その変色部分のマスキングを検討します．MIDの観点からいくと，切削は好ましくないので，可及的にマスキングを試みることが第一選択となります．変色をマスキングするための，オペークシェードのレジンは透光性が低いことが知られています．この種のレジンを使用するときはさらに厚みを薄くして，積層の回数を増やすことが必要となります．さらには積層を増やすことで，透光性が下がり，光拡散性が上昇することが報告されている[1]ため，積層を増やす場合は光照射時間延長の配慮が必要となります．

文献
1) Horie K, Nakajima M, Hosaka K, Kainose K, Tanaka A, Foxton RM, Tagami J. Influences of composite-composite join on light transmission characteristics of layered resin composites. Dent Mater. 2012；28（2）：204-211.

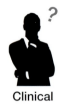

Clinical ? 積層充填操作でのフロアブルレジンによる
ライニング操作での使用シェードについて,教えてください.

Answer

歯質と象牙質の接着の完成に大きく寄与する第1層であるため,原則は透光性が高いとされる明度の高いシェードの使用が原則となりますが,残存歯質の色を遮蔽したいケースにおいては,透光性の低いオペークシェードを使用する場面もあります.

フロアブルレジンによるライニング操作での使用シェード

　積層充填の第1層は,前述のように接着修復において最も大事なステップです.深く光が到達しづらい場所なので,可及的に薄く充填することと,透光性の高いフロアブルレジンを使用することが原則となります.透光性の高いフロアブルレジンは明度が高い(A1など)ものを使用します.一方,残存歯質の色を遮蔽したいケースなどにおいては,透光性の低いオペークシェードを使用する場面があります.その場合,光の到達性が悪くなるため,薄く使用するか光照射時間の延長が必要になることに注意が必要です.また,コンポジットレジンがその製品がもつシェードを発色するには,最低でも1mmの厚さが必要とされている[1]ため,オペークシェードを用いる場合は,ライニング操作においても積層が必要となるケースがほとんどです.

文献
1) Arimoto A, Nakajima M, Hosaka K, Nishimura K, Ikeda M, Foxton RM, Tagami J. Translucency, opalescence and light transmission characteristics of light-cured resin composites. Dent Mater. 2010；26(11)：1090-1097.

アマルガムによる審美障害を主訴に,フロアブルレジンのみを用いて修復を行った症例

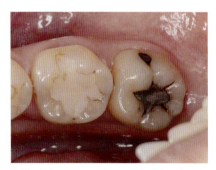

術前.「7 のアマルガムの審美障害を主訴に来院

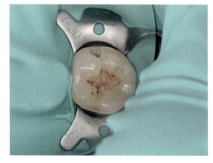

窩洞形成が終了しラバーダム防湿を行ったところ.黒変部はすべて取り切らず残している

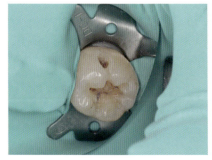

同,頰側窩洞.咬合面よりさらに変色は濃いが,深さがあるので,オペークシェードで遮蔽が可能と考え,そのままとした

Step 5 積層充填

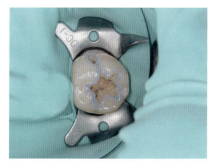

未切削のエナメル質に対してのみセレクティブエッチング

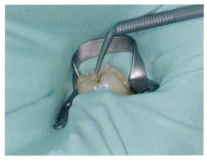

2ステップセルフエッチングシステムによる接着操作

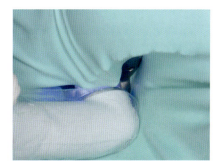

光照射．照射時間と方向に配慮

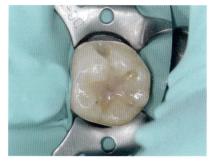

ESフローHighフロー（UOP）による，変色部分の遮蔽．薄い積層充填を2度繰り返した

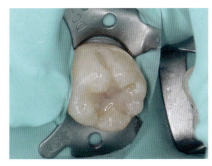

頬側部分の充填．ESフローLowフロー（UOP）により，頬面溝の解剖学的形態を考慮しながら積層充填を行っていく

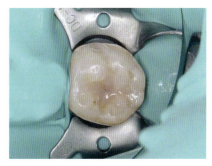

咬合面の充填．両遠心咬頭からの三角隆線を意識しながら，ESフロースーパーLow（U）を用いて充填操作を行った

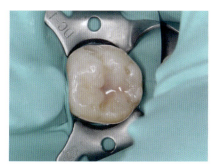

同じように，両近心咬頭からの三角隆線を意識しながらの充填操作

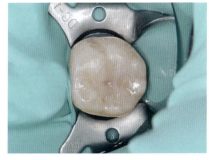

残存するスペースを，ESフローLowフロー（U）にて解剖学的形態を意識しながら充填していった

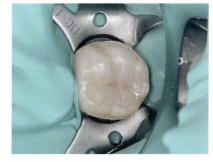

充填操作終了直後の咬合面

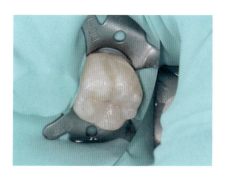

同頬側面

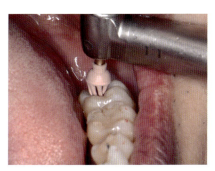

咬合調整ならびに形態修正・研磨

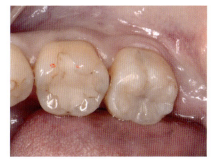

修復治療終了直後．フロアブルレジンのみでの修復治療であるが，厚み・シェード・流動性への配慮をすることで，一定の色調適合が得られた

95

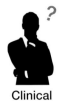

フロアブルレジンは臼歯部咬合面の修復に使用可能な強度をもつのか，教えてください．

Answer

最新のフロアブルレジンの強度は向上しており，ペーストタイプレジンと比べても遜色ない物性になってきており，使用に耐えうる場面は増えていると考えます．しかし，強度と一口にいっても，コンポジットレジンの強度を評価する項目は多岐にわたっており，使用する部位，残存歯質の量，患者要素への配慮が必要と考えます．

フロアブルレジンの使用場面

　う蝕を取り切った窩底部は凹凸が多く，従来はその凹凸を平坦にする目的でフロアブルレジンが使用されてきました．接着界面に関する研究によると，重合収縮応力による接着界面破壊の予防の観点から，フロアブルレジンの窩底部への使用が推奨[1]されています．さらに，現在はユニバーサルシェードのフロアブルレジンが各メーカーから販売され，それらの色調適合性が良好になってきていることもあり，臨床的には窩底部から咬合面までフロアブルレジンで修復できれば，診療時間の短縮にも，在庫軽減にもつながります．

フロアブルレジンの強度

　フロアブルレジンは強度が弱いイメージがあるかもしれませんが，近年その物性は向上してきております．その一因となっているのは，フィラーの含有率の向上があげられます．重量％で8割近くをフィラーが占めるようになったことにより，フロアブルレジンの物性はペーストタイプレジンに近い物性を実現しています．もちろん，咬合面の細かい解剖学的形態を付与したい場合などはペーストタイプレジンの形態付与性が優位となりますし，大臼歯部で修復する範囲が広く，さらに経時的な摩耗が気になる場合は，少しでも物性の高いペーストタイプレジンを使用することも依然としてあります．最終的には，使用する部位や，残存歯質の量，患者要素（咬合力，ブラキシズム，習癖）などを総合して決定する必要はありますが，フロアブルレジンの使用頻度は増えている実感があります．

Step 5 積層充填

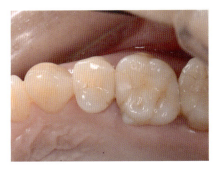
術前．|6 の近心コンポジットレジンの歯肉側マージンに探針が引っかかるギャップを発見

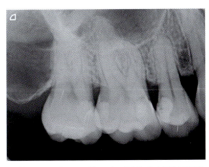
術前のデンタルX線写真．旧修復材料が歯髄に近いところまで及んでいる

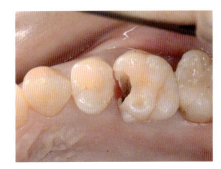
旧修復材料は外れかかっており，容易に除去できた．歯肉側マージンから歯髄側に向かってう蝕が観察できる

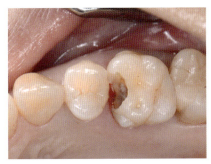
う蝕検知液を使用しながら，う蝕を除去

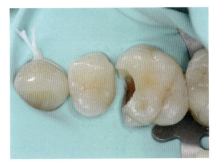
ラバーダムを装着し，歯肉側マージンを明示

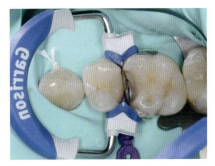
リングタイプリテーナーを装着したところ，マトリックスの歯肉側にギャップが生じた

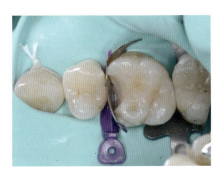
リングタイプリテーナーの使用はやめ，ウェッジのみで対応することとした

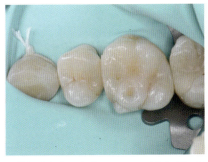
接着操作を行った後，フロアブルレジンのみで積層充填．リングタイプリテーナーを使用していないので，バリが多い

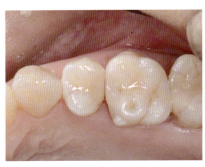
形態修正研磨を終えたところ．|5 の再修復は提案したが，受け入れられなかった

文献
1) Kominami N, Shimada Y, Hosaka K, Luong MN, Yoshiyama M, Sadr A, Sumi Y, Tagami J. The effect of flowable composite lining and dentin location on microtensile bond strength and internal fracture formation. Dent Mater J. 2019；38（5）：798-805.

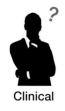

臼歯部修復における充填用シリコーンガイドを使用した充填術式について，教えてください．

Clinical

Answer

臼歯部修復にはクリアタイプのシリコーン印象材の使用が効果的で，充填用シリコーンガイドを透過させた光照射によりコンポジットレジンを重合させることが可能です．立体感のある臼歯部窩洞の必要な部位にガイドを用いて，コンポジットレジンを追加して窩洞形態を縮小し，その後の充填操作の精度と効率を向上させることができます．

クリアタイプのシリコーン印象材を有効活用

　コンポジットレジン修復の充填操作を効率化する方法の一つとして，充填用シリコーンガイドの活用がありますが，臼歯部修復にはクリアタイプのシリコーン印象材の使用が効果的です．前歯部修復では主に口蓋側面の形態回復に使用しますが，臼歯部では咬合面部への充填操作にも使用可能で，適切な隣接面形態の回復にも効果的です．

　前歯部修復では，一般的に口蓋側面に充填用シリコーンガイドを設置して，唇側方向よりコンポジットレジンを充填します．一方，臼歯部修復では透明な充填用シリコーンガイドを使用することで，必要な部位にコンポジットレジンを設置して窩洞に圧接し，充填用シリコーンガイドを透過させた光照射によりコンポジットレジンを重合させることが可能です．立体感のある臼歯部窩洞の必要な部位にコンポジットレジンを追加して窩洞形態を縮小し，その後の充填操作の精度と効率を向上させることができます．

　クリアタイプのシリコーン印象材（クリアマトリックス：モリムラ）による事前の印象採得では，パラフィンワックスをトレー代わりに使用すると，操作性が向上します．

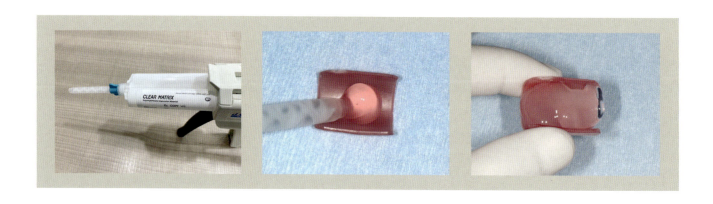

Step 5 積層充填

充填用シリコーンガイドの活用により術前の歯冠形態を再現

　上顎大臼歯部のメタルアンレー修復の再治療に際し，旧修復材料除去前の歯冠形態全体をクリアタイプのシリコーン印象材にて記録し，コンポジットレジン充填操作に活用する準備をしました．メタルアンレーの除去後，感染象牙質を除去して窩洞形成を終了し，事前に準備した充填用シリコーンガイドの適合状態を確認しました．簡易防湿下で接着操作を行い，窩洞底部にはハイフロータイプのフロアブルレジン（クリアフィルマジェスティー ES フロー High フロー：クラレノリタケデンタル）を一層塗布して光照射し，重合収縮応力を緩和して確実な歯質との接着を確保しました．その後，充填用シリコーンガイドの遠心辺縁隆線部にローフロータイプのフロアブルレジン（ES フロー Low フロー）を設置して窩洞に圧接し，透過光による光重合を行い遠心隣接面部の歯冠形態回復を完了しました．歯冠概形が完成した時点でラバーダム防湿を設置し，その後の咬合面部の繊細な充填の操作性が向上しました．

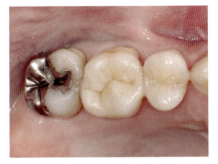
術前．7｜メタルインレー修復部分の再修復を計画

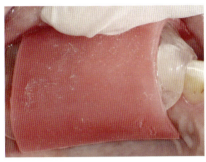
パラフィンワックスをトレー代わりに使用して，修復部位に印象材を圧接

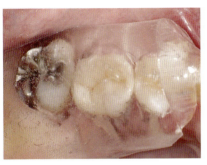
クリアタイプのシリコーン印象材により，術前の歯冠形態を記録

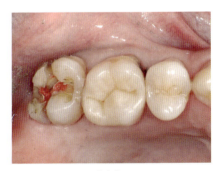
メタルインレーの除去後

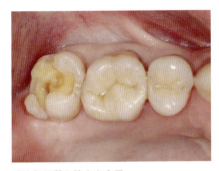
感染象牙質を除去を完了

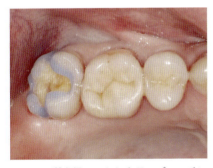
エナメル質窩縁へのセレクティブエッチング

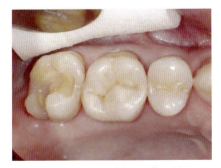
接着操作完了後，窩洞底部への第1層目のフロアブルレジンの塗布・光照射

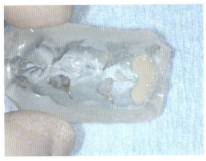
充填用シリコーンガイド上にローフロータイプのフロアブルレジンを設置

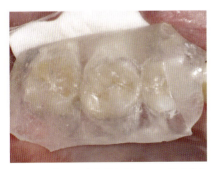
窩洞に圧接し，充填用シリコーンガイドを透過した光照射によりフロアブルレジンを硬化させた

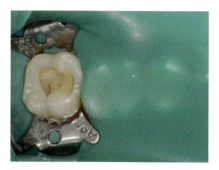
遠心辺縁隆線部の形態回復を完了してラバーダム防湿を設置

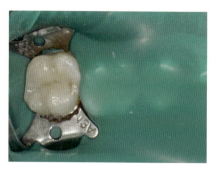
咬合面部へのペーストタイプレジンの分割積層充填操作

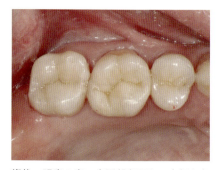
術後．明度の高い歯冠部色調との良好な色調適合状態を確認

コンポジットレジン修復を活用した咬合高径の挙上

　酸蝕とブラキシズムによる臼歯部咬合面の形態変化で咬合高径が低下し，前歯部の歯冠長減少による審美障害を主訴に来院されました．前歯部はダイレクトベニア修復による審美性の回復を予定していますが，咬合挙上による前歯部のクリアランス確保が優先される状況で，コンポジットレジン修復を活用した臼歯部咬合面の形態回復・咬合挙上を計画しました．

　咬合器上での診査により咬合挙上量を決定し，ワックスアップにより挙上後の臼歯部咬合面形態を再現しました．この状況をクリアタイプのシリコーン印象材にて記録し，コンポジットレジン充填操作に活用する準備をしました．下顎臼歯部への接着環境を整備するため，吸引式の防湿装置（Zoo：APT）を設置し，接着操作完了後に充填用シリコーンガイド上に設置したローフロータイプのフロアブルレジン（ES フロー Low フロー）を圧接して光照射を行いました．隣接面部の余剰レジンは外科用メス（No.12）や形態修正用ストリップ（コンタックEZ：モリムラ）を使用してトリミングを行い，効率的に形態修正・研磨操作を終了しました．

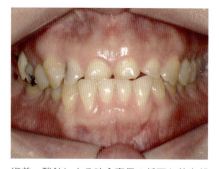
術前．酸蝕による咬合高径の低下と前歯部の審美障害が主訴

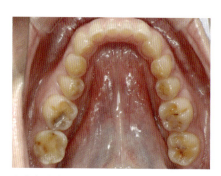
臼歯部咬合面のエナメル質は酸蝕により溶解

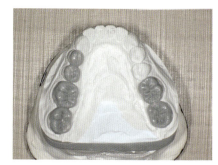
咬合器上でのワックスアップにより挙上後の臼歯部咬合面形態を再現

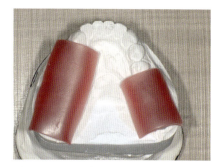
パラフィンワックスをトレー代わりに使用した充填用シリコーンガイドの作製

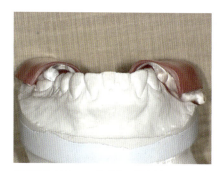
充填用シリコーンガイドの厚さは5.0mm程度として，コンポジットレジンの圧接による変形を防止

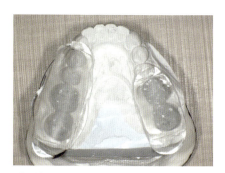
透光性が確保された充填用シリコーンガイドの適合性を確認

Step 5 積層充填

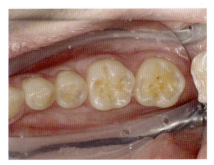

吸引式防湿装置（Zoo：APT）の設置

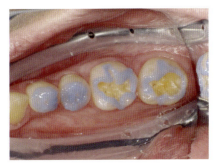

エナメル質へのリン酸エッチング処理

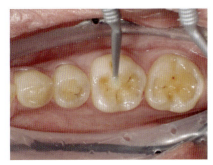

2ステップセルフエッチングシステム（クリアフィル メガボンド 2）による接着操作

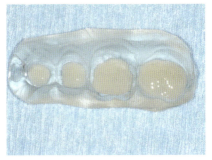

充填用シリコーンガイド上にローフロータイプのフロアブルレジンを設置

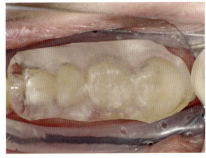

防湿装置との干渉がないようにトリミングした状態で窩洞に圧接

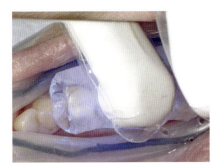

充填用シリコーンガイドを透過した光照射によりフロアブルレジンを硬化

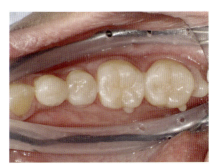

隣接面部の余剰レジンは外科用メスや形態修正用ストリップでトリミング

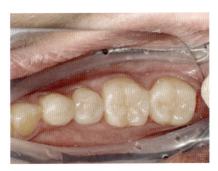

余剰レジンのトリミング完了後

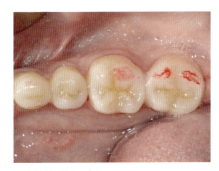

咬合接触関係の確認

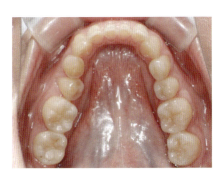

左右臼歯部の咬合面へのコンポジットレジン修復による咬合面形態の修正を完了

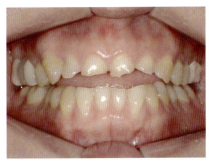

臼歯部での約2.0 mmの咬合挙上により前歯部でのクリアランスが確保された状態

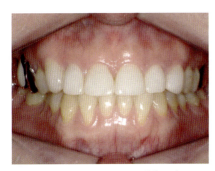

前歯部へのダイレクトベニア修復を完了

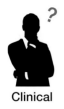

Clinical

臼歯部修復における小窩裂溝部へのステイニングについて，教えてください．

Answer

ステイニングについて，ワンランク完成度を上げるためには必要と考えています．機械的性能は通常のコンポジットレジンに比べて劣っているため，最表層に出さないように使用することがポイントです．

ステイン用コンポジットレジンの有効活用

臼歯部修復におけるステイン用コンポジットレジンの使用は，小窩裂溝部のキャラクタライゼーションに一役買います．特に，窩洞が浅く，コンポジットレジンの充填スペースが十分でない場合には，コンポジットレジンの厚みでの小窩裂溝の表現が難しくなるため，小窩裂溝部に使用することでキャラクタライゼーションを容易にします．一方で，窩洞が深いケースにおいては，より天然歯の解剖学的形態を模倣するのに有効な材料と考えられます．

しかしながら，ステイン用コンポジットレジンはフィラーを含まなかったり，含んでいても含有量が充填用のコンポジットレジンより少なかったりするため，機械的性能が劣ることが多いため，最表層には使用しないことが原則となります．最表層には使用できないため，ステイン用コンポジットレジンの上を充填用のコンポジットレジンで覆うような使用方法となります．その使用方法は大きく 2 つに分けられます．

使用方法①

象牙質層をほぼ平坦に一層充填し，そこにステイン用コンポジットレジンを薄く平坦使用して，その上をコンポジットレジンで覆い，小窩裂溝の深い部分でステイン用コンポジットレジンが透けるように使用する方法です．事前に小窩裂溝の深さを決定しなければならず，狙ったキャラクタライゼーションがしづらいですが，フロアブルレジンで臼歯咬合面を修復する際には有効です．

ステイン用コンポジットレジンは，アプリケーターや，先の細いインスツルメントを使用して，コンポジットレジンの上に薄くのばしていきます．図1で示したアプリケーターは，片側の色がついた丸い部分はステイン用コンポジットレジンの保持力がよく，ある程度量を使用したいときに有効です．反対側はかなり細くなっており，一度塗布した後の調整に有効です．ステイン用コンポジットレジンが余剰になった場合には，マイクロブラシを用いて余剰部分を拭って量を調整することもあります．

Step 5 積層充填

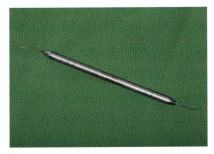

図1 GDSフロアブルアート（トクヤマデンタル）

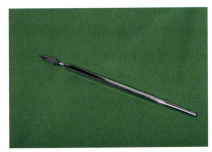

図2 ブローチホルダーにファイルを装着

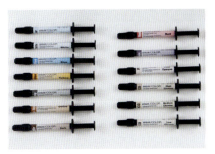

図3 ステイニング用コンポジットレジンであるエステライトカラー（トクヤマデンタル）

使用方法②

　小窩裂溝を最終形態よりわずかに深めに付与し，そこにステイニング用コンポジットレジンを使用して，挟みこんで使用する方法です．小窩裂溝の位置を決定してからのステイニング用コンポジットレジン使用となるので，狙ったキャラクタライゼーションがしやすく，主にペーストタイプレジンで臼歯咬合面を修復する際に選択する方法です．

　非常に狭いスペースにステイニング用コンポジットレジンを運ぶ必要があるので，極細のインスツルメントを使用します．図1に示すインスツルメントの細い部分や，より細いインスツルメントとして＃10のファイルなどを使用しますが，ハンドリングしづらいので図2に示すように，ファイルを切ってブローチホルダーにつけて使用しています．ファイル専用のグリップも現在は各メーカーから販売されています．

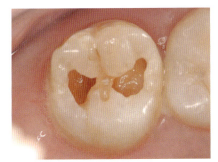

う蝕除去を完了

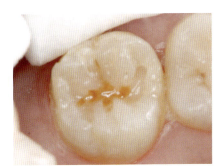

象牙質層をフロアブルレジンで充填した後，ステイニング用コンポジットレジン（図3）を塗布（使用方法①）

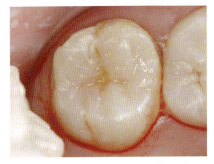

ステイニング用コンポジットレジンの上に，フロアブルレジンを使用し，充填を終了

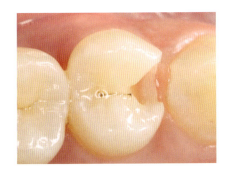

う蝕除去を完了

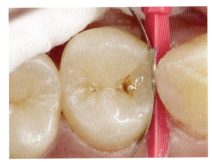

近心小窩から裂溝にかけて，ピンポイントでステイニング用コンポジットレジンを塗布（使用方法②）

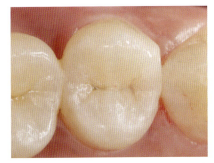

賦形のしやすいペーストタイプレジンを使用し，充填を終了

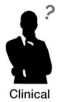

Clinical

前歯部隣接面における小規模3級修復の効果的な充填術式について，教えてください．

Answer

3Dクリアマトリックスの使用が基本となります．また，近年のフロアブルレジンの優れた操作性を活かして，セパレーターを用いて歯間離開させ表面張力を使って充填する術式も有効です．

3級修復の術式とは

　臼歯の2級修復と違い，3級修復ではリングタイプリテーナーと3Dメタルマトリックスの組み合わせは使用することはなく，透光性のあるクリアタイプのマトリックスの使用が一般的です．クリアマトリックスにも，ストレートタイプのものと，歯の豊隆にあわせてあらかじめカーブが付与されているものがありますが，カーブが付与されているものが使用後のコンポジットレジンのはみ出しも少なく，形態修正の手間が削減できます．充填術式としては，マトリックスを挿入後，窩洞に一層流れの良いタイプのフロアブルレジンを充填し，象牙質との接着操作を完了するところは，これまでの充填操作と同様です．その後は，術者の好みでペーストタイプレジンを使用してもよいですし，そのままフロアブルレジンを使用して仕上げても良いと思います．

　前歯はセパレーターでの歯間離開がしやすいことと，マイクロスコープを用いた拡大視野での治療がしやすい場所ですので，アイボリーセパレーターを用いた術式も有効です．具体的には，アイボリーセパレーターを用いて歯間離開させます．その後はマトリックスを使用せずに，近年のフロアブルレジンの優れた操作性を活かして，表面張力を使って充填を行います．この術式は，拡大視野で適合を確認しながら充填操作が行えることが特徴です．この充填操作に必要な拡大視野は強拡大の拡大鏡でも得難く，マイクロスコープの使用が必須となります．結果として，マージンの適合性はマトリックスを使用する場合に比べてはるかに高く，充填後のバリもほぼなくなります．

　また，次の症例で示すように，コンタクトポイントを含まない隣接面窩洞ではマトリックスもセパレーターも使用せずに，フロアブルレジンのみで充填することも可能になります．

Step 5 積層充填

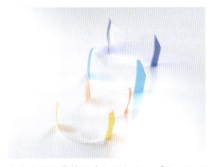
あらかじめ豊隆に合わせたカーブのついている3Dクリアマトリックス（アダプトセクショナルマトリックス：Kerr）

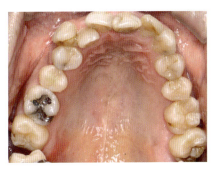
全顎矯正治療前の口腔内写真．前歯部を中心に叢生を認める

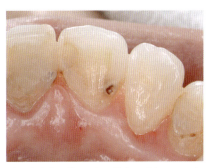
矯正治療終了後，1| に叢生で重なっていた部分にコンタクトはぎりぎり含まない範囲で隣接面う蝕を認める

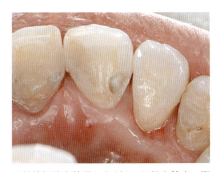
う蝕検知液を使用しながら，う蝕を除去．術前の想定よりう蝕の範囲は広がっていた

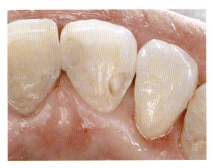
う蝕検知液での染色がなくなり，う蝕除去を終了

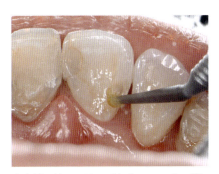
本症例では1ステップセルフエッチングシステム（クリアフィルユニバーサルボンドQuick 2）を使用した

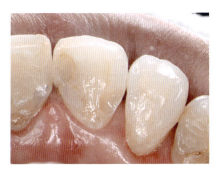
矯正治療後，ホームホワイトニングを行っており明度が高くなっているので，充填にはESフローLowフロー（UW）を用いた

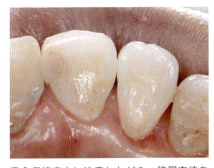
重合収縮応力に注意しながら，積層充填を行っていく

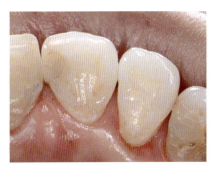
隣接面から遠心の辺縁隆線までの流れをESフローLowフロー（UW）にて表面張力をうまく使いながら再現

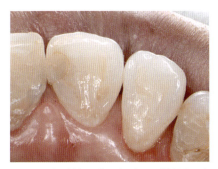
さらに辺縁隆線を盛り上げて，隣接面の充填操作を終了

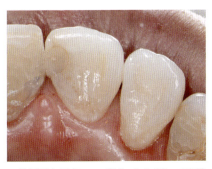
口蓋側面も同じコンポジットレジンで充填し，充填操作を終了

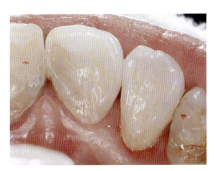
咬合調整ならびに研磨を終了

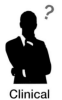

前歯部修復における充填用シリコーンガイドを使用した充填術式について，教えてください．

Clinical

Answer

充填用シリコーンガイドは術後をシミュレーションした診断用ワックスアップを元にパテタイプのシリコーン印象材を用いて作製します．これを使用することで，唇側から口蓋（舌）側に抜けている3級窩洞，隅角のない4級窩洞，そしてコンポジットレジン修復の適応範囲を拡大していくと，外傷による破折歯の修復や，矮小歯の修復，歯冠形態の変更，さらにはダイレクトクラウンあるいはブリッジなど，さまざまな修復治療をより容易に行うことを可能にします．

充填用シリコーンガイドの有効性

　充填用シリコーンガイドの作製方法については，STEP1の修復前準備（18ページ）で触れましたが，前歯部修復だけでなく臼歯部修復でも有益な方法と考えています．前歯部修復における充填用シリコーンガイドの活用場面は多岐にわたりますので，紹介させていただきます．

保険診療における充填用シリコーンガイドの有効性

　3級修復において，唇側ないし口蓋（舌）側壁が残っていれば，マトリックスを使用することで充填は可能となりますが，比較的大規模なう蝕で，唇側から口蓋（舌）側まで抜けてしまうような窩洞においては，マトリックスだけでは，口蓋側辺縁隆線の形態修復は困難となります．そのような場合には，術前の診断用ワックスアップあるいは仮充填から作製した充填用シリコーンガイドが有効となります．4級修復においては，接縁隅角の位置，形態の設定が難易度が高いことから，特に上顎前歯（中切歯）において有効であると考えます．

自由診療における充填用シリコーンガイドの有効性

　さらに，コンポジットレジン修復の適応範囲を拡大していくと，さまざまな自由診療の場面での活用が考えられます．外傷による破折のケースでは，破折片があればそれを復位し，仮固定することで，術前の歯冠形態をトレースすることができます．破折片がない場合は，診断用ワックスアップ，あるいは仮充填からの充填用シリコーンガイドの作製になります．上顎側切歯によくみられる矮小歯の修復や，離開歯列などでの歯冠形態の変更が必要な場合も，充填用シリコーンガイドの活用が有効です．特に，歯冠輻径をフリーハンドで決定するのは難

Step 5 積層充填

しいため，切縁隅角を越えて隣接面に至るまでの部分を充填用シリコーンガイドに頼り位置を確定し，そこからマトリックスを用いて隣接面を仕上げることで，適切なプロポーションの歯冠形態を実現することが可能となります．ダイレクトブリッジ修復においては，充填用シリコーンガイドは不可欠なアイテムとなります．充填用シリコーンガイドにより，個々の歯の歯冠幅径，口蓋（舌）側面形態，切縁形態のすべてが決定され，そこから，唇側にシェードを考慮しながら積層充填していくことで修復処置が完了します．

　以上のように，前歯部修復において充填用シリコーンガイドの使用場面は多岐にわたりますが，修復範囲が大きくなればなるほど，充填用シリコーンガイドを活用することで，治療の予測実現性が高くなると考えています．

外科矯正終了後，アンキローシスしていた歯の歯冠形態を隣在歯と共に修復した症例

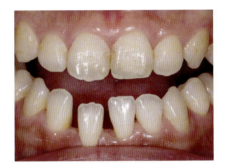
術前．1̄ がアンキローシスしている

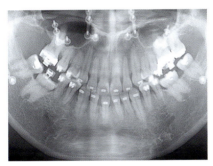
パノラマX線画像でも 1̄ ならびに 6̄|6̄ がアンキローシスしており，動いていないことが確認できる

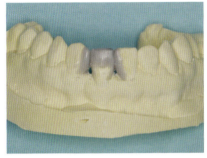
1̄ だけの歯冠形態の修復では，歯冠幅径が大きくなりすぎてしまうので，両隣在歯の修復も同時に行う方針とした

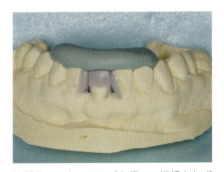
診断用ワックスアップを行い，切縁をわずかに越えるところまでパテタイプのシリコーン印象材を用いて充填用シリコーンガイドを作製した

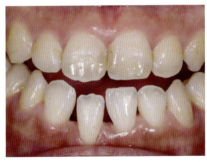
充填用シリコーンガイドを用いて切縁隅角の位置を決定し，両隣在歯の修復を先に完了させた

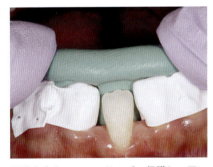
両隣在歯をテフロンテープで保護し，アンキローシスした歯の修復処置に移行

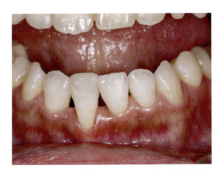
充填操作終了直後．ここから咬合調整ならびに形態修正・研磨を行う

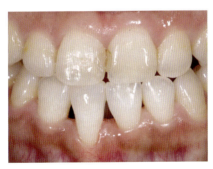
咬合調整ならびに形態修正・研磨を終えたところ

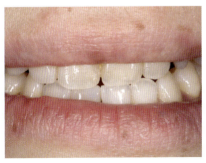
唇との関係．下顎の歯頸ラインは見えないリップラインなので，修復部位の下部鼓形空隙は審美的には問題とならなかった

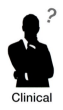

正中離開症例での充填術式の注意点について，教えてください．

Answer

正中離開症例に有効な比較的厚さのある 3D クリアマトリックスを使用するためには，マトリックスの厚さ分だけ残存することになるコンポジットレジン充填後の空隙を，アイボリーセパレーター使用により補償する必要があります．

3D クリアマトリックスとセパレーターの有効活用

　正中離開部にコンポジットレジンを充填して新たな隣接面接触関係を構築するための術式では，離開距離に応じた 3D クリアマトリックスの形状選択が重要となります．今回の症例では，バイオクリアー ブラックトライアングルマトリックス ピンク S（モリムラ）を使用し，17.8 mm のマトリックスの高さを活かした簡便なフロアブルレジン充填操作で，新たな隣接面形態を効率的に再現しました．

　本来は，前歯部の接触点が存在する状況下で，下部鼓形空隙のブラックトライアングルを封鎖することを目的として開発されたマトリックスであり，歯肉溝に比較的強く挿入して使用可能なマトリックス強度があります．このため，厚さ 75 μm と前歯部コンポジットレジン修復に使用するクリアマトリックスの一般的な厚さ（50 μm 程度）と比較して，厚くなっています．こうした特徴をもったマトリックスを新たに接触点を構築する正中離開症例に使用するためには，マトリックスの厚さ分だけ残存することになるコンポジットレジン充填後の空隙を，アイボリーセパレーター（YDM）使用により補償する必要があります．

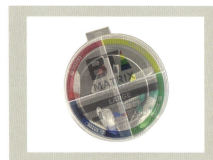

バイオクリアー ブラックトライアングルマトリックス

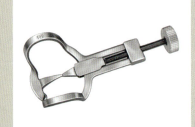

アイボリーセパレーター（YDM）

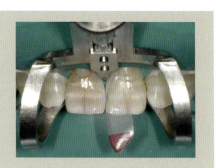

Step 5 積層充填

段階的な充填操作で緊密な離開部閉鎖が可能

　セパレーター装着により上顎前歯部の歯根膜厚さ（100〜200μm程度）の範囲内で 1|1 はともに側方移動してマトリックス設置のためのスペースが確保され，充填後のマトリックス厚さ分の空隙はセパレーターの撤去により閉鎖されて緊密な隣接面の接触関係が構築されます．この充填操作におけるポイントは，|1 の隣接面部全体への充填操作後に |1 の充填操作に移行する際，|1 の歯頚側からの立ち上がり部分2mm程度の範囲を第1段階として構築する点にあります．同部位へのフロアブルレジン充填操作・光照射後にセパレーター装着を行うことで，初めてセパレーターによる歯間離開効果が発揮されます．そのうえで第2段階として，マトリックス内の残りの部分にフロアブルレジンを充填して隣接面形態を完成させます．セパレーター撤去後の緊密な接触関係を確認後に段階的な仕上げ研磨を行い，正中離開部はコンポジットレジンにより封鎖され，審美性が回復されました．

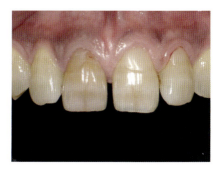
術前．上顎前歯部の歯間離開距離は1.0mm程度

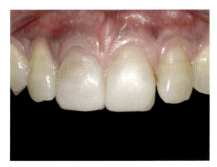
仮充填による離開部閉鎖のイメージを患者と共有

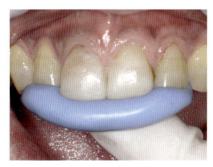
充填用シリコーンガイドの作製

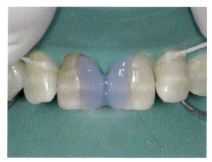
エナメル質窩縁へのリン酸エッチング処理

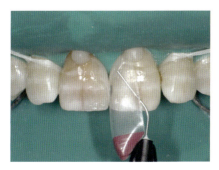
|1 充填後，|1 ブラックトライアングルマトリックス内への第1段階のフロアブルレジン充填

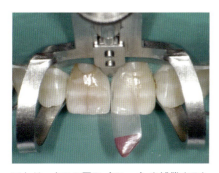
マトリックスの厚み（75μm）を補償するための，セパレーターを活用した歯間離開操作

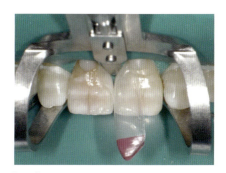
|1 ブラックトライアングルマトリックス内への第2段階のフロアブルレジン充填

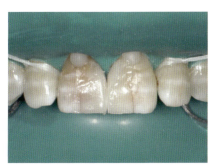
離開部へのフロアブルレジンの充填操作を完了

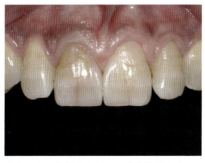
術後．小規模離開歯列への修復操作を完了

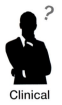

失活歯へのダイレクトクラウン修復の充填術式について,教えてください.

Answer

ダイレクトクラウン修復のような接着面積が小さく,コンポジットレジンの充填量が大きいタイプの修復では,歯質との接着界面における1回あたりの充填量を小さくコントロールして,接着界面でのC-ファクターを最小限とするように配慮した充填術式を実践する必要があると考えます.

大規模修復での積層充填操作の重要性

大規模窩洞へのコンポジットレジン修復の充填操作では,最終的な修復後の歯冠形態を再現するまでに使用するコンポジットレジンの体積が大きくなるため,1回あたりの充填量が大きくなる傾向にあると思います.一度に充填するコンポジットレジンの体積が増加すれば,光照射による重合収縮量も大きくなり,接着界面へのC-ファクターの影響も大きくなります.特に,ダイレクトクラウン修復のような接着面積が小さく,コンポジットレジンの充填量が大きいタイプの修復では,歯質との接着界面における1回あたりの充填量を小さくコントロールして,接着界面でのC-ファクターを最小限とするように配慮した充填術式を実践する必要があると考えます.ダイレクトクラウン修復の一般的な修復操作を通して,積層充填の詳細な手順を示します.

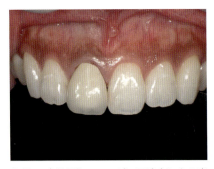

術前. 1 補綴物のマージン不適合による審美障害が主訴

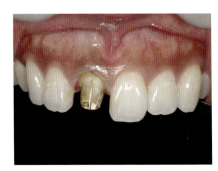

補綴物の除去後

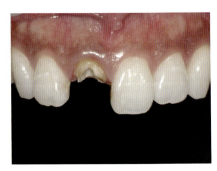

メタルコアおよび感染象牙質の除去後

Step 5 積層充填

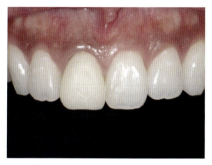
テンポラリークラウンの装着

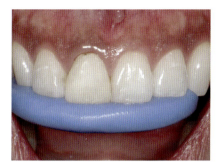
充填用シリコーンガイドの作製

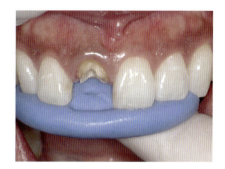
充填用シリコーンガイドの試適

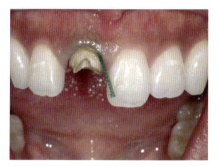
圧排糸を挿入して残存歯質と周囲軟組織とを完全に隔離(シュアーコード:ヨシダ)

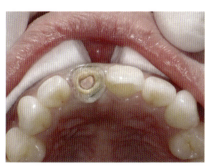
ボスミン(第一三共)による止血を20分程度行った

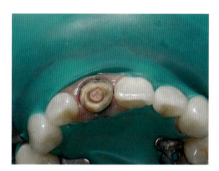
ラバーダムを装着し,接着操作に移行する準備が完了

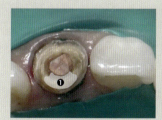
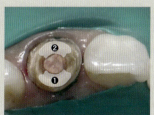
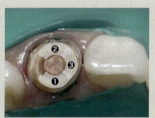
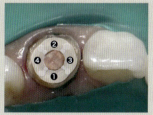

　歯冠形態を完全に喪失した失活歯へのダイレクトクラウン修復では,図に示す通り再構築される歯冠形態の保持機構は残存歯根面への接着力のみであり,同部位での歯質との一体化をどのような接着術式・充填術式により獲得するかに,予後は依存します.つまり,このような充填術式の過程で最も重要となるのは,残根状態となった被着対象の歯根面に,その面積を4分割した状態でフロアブルレジンを薄層で塗布し,歯根上部歯質・根管内歯質の両者に重合収縮のストレスを可能な限り小さくした状態で一体化させることであると考えています[1].4分割した充填操作の各段階でのC-ファクターは,91ページの図のように最小値となり,ダイレクトクラウン修復を支えるために必要な接着力を最大限発揮できる充填術式といえるでしょう.この充填術式では,微小体積の繊細なフロアブルレジン充填を複数回繰り返し行うため,正規に付属する充填用先端チップよりも直径が細いタイプを使用しています.フロアブルレジンのメーカー推奨とは異なる使用方法ですので,担当歯科医師の判断により気泡の混入などに細心の注意を払って使用する必要があります.

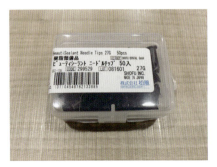
ビューティーシーラントニードルチップ（松風）

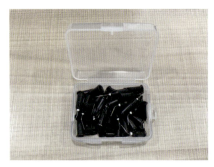
シーラント充填用の先端チップ．ハイフロータイプのフロアブルレジンで使用可能

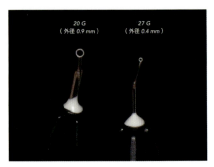
先端直径の比較

ダイレクトクラウン修復におけるファイバーポストの必要性について

　フェルール効果が期待できない残根状態への直接コンポジットレジン支台築造において，破壊抵抗強度を左右する要因を確認するために行われた研究成果について示します．

　東京医科歯科大学大学院 う蝕制御学分野 中島正俊先生らの研究では，残存歯質への接着面とファイバーポスト使用の条件を変化させて4つのグループに分けて直接コンポジットレジン支台築造を行い，破壊抵抗強度が測定されました．Group 1では，歯根上部歯質と根管内歯質の両者に接着操作を行い，ファイバーポストを挿入してレジン支台築造を完成させました．Group 2では，歯根上部歯質と根管内歯質の両者に接着操作を行い，ファイバーポストを挿入せずにレジン支台築造を完成させました．Group 3では，歯根上部歯質にのみ接着操作を行い（根管内歯質には接着操作をしない），ファイバーポストを挿入してレジン支台築造を完成させました．Group 4では，歯根上部歯質にのみ接着操作を行い（根管内歯質には接着操作をしない），ファイバーポストを挿入せずレジン支台築造を完成させました．以上の4条件で破壊抵抗強度を測定した結果が下記グラフであり，各グループの破壊抵抗強度には有意な差が認められませんでした．つまり，レジン支台築造の破壊抵抗強度向上にとって重要な要因は残存歯質における根管上部歯質との接着であり，ファイバーポストの有無は大きな影響をもたないと考えられます[2]．本症例のダイレクトクラウン修復でも同様の考え方に基づき，根管上部歯質との確実な接着を獲得することを第一とし，ファイバーポストは使用しておりません．

直接コンポジットレジン支台築造において破壊抵抗強度を左右する要因

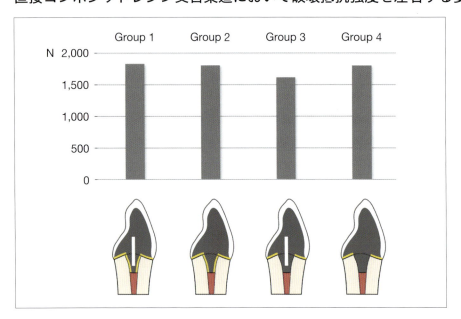

文献
1) Yahagi C, et al. Effect of lining with a flowable composite on internal adaptation of direct composite restorations using all-in-one adhesive systems. Dent Mater J. 2012；31(3)：481-488.
2) Nakajima M, et al. Effect of bonded area and/or fiber post placement on the fracture strengths of resin-core reconstructions for pulpless teeth. Am J Dent. 2010；23(6)：300-304.

Step 5 積層充填

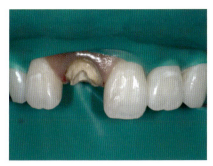

メガボンド2による接着操作

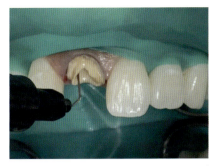

残存歯質表面に，4分割した状態でフロアブルレジンを薄層で塗布

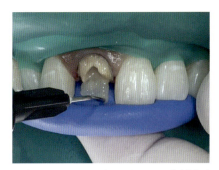

充填用シリコーンガイド上での口蓋側面形態の再構築を開始

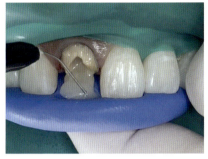

充填用シリコーンガイド上でフロアブルレジン設置範囲を拡大し，切縁隅角部まで再現

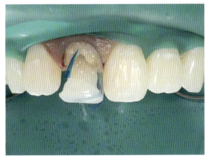

近心部への3Dクリアマトリックス（アダプト セクショナル マトリックス：Kerr）試適

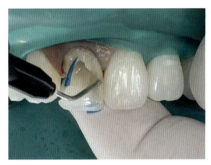

3Dクリアマトリックス内へのフロアブルレジン（クリアフィル ES フロー High）充填

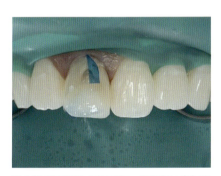

遠心隣接面接触点を回復．歯頸部は歯根面に対して移行的に充填操作を完了

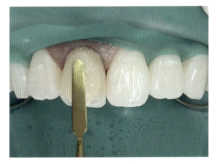

ボディーシェードレジン（エステライト アステリア A2B：トクヤマデンタル）を設置

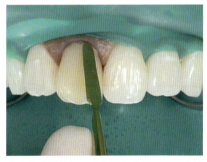

充填器を使用して移行的な歯頸部形態を再現

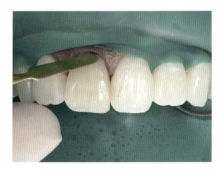

ラバーダムシートを部分的に切除した設置方法により，歯頸部への充填操作の操作性は向上

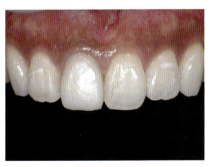

充填操作を完了し，前歯部の解剖学的形態を意識して形態修正

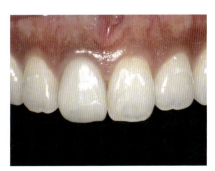

術後

113

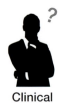

Clinical

ダイレクトクラウン修復において，周囲が補綴歯の場合の色調再現について教えてください．

Answer

補綴歯に囲まれた状況でダイレクトクラウン修復を行う場合には，透光性のない補綴歯特有の色調に合わせて，積層充填の一部としてオペーク色のコンポジットレジンを使用する方法が有効です．

補綴歯の色調に合わせたダイレクトクラウン修復

ダイレクトクラウン修復では，ある程度の透光性をもつコンポジットレジンのみで歯冠形態を再現するため，メタルフレーム上に歯冠色材料を築盛する方法で作製された補綴物と比較して，天然歯に近い色調再現が可能です．このため症例1のように，天然歯列において単独歯にダイレクトクラウン修復を行っても色調的な不調和を起こしにくいという特徴があります．しかし一方で，症例2のように，補綴歯に囲まれた状況でダイレクトクラウン修復を行う場合には，透光性のない補綴歯特有の色調に合わせて，積層充填の一部としてオペーク色のコンポジットレジンを使用する方法が有効です．通常のダイレクトクラウン修復の接着操作・分割積層充填により歯冠形態の基盤を構築した後，修復最表層のペーストタイプレジンを充填する前にオペークレジンを一層塗布することで，口腔内で補綴物製作の基本的ステップをある程度再現することが可能となります．術後の口腔内写真からは，ダイレクトクラウン修復の歯頸部付近の色調は不透過性の高いオペークレジンの色調が反映されて，周囲補綴物との調和がとれた状況となっていると考えます．

症例1：天然歯の色調に合わせたダイレクトクラウン修復

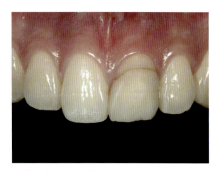

術前．主訴は|1 補綴物のマージン不適

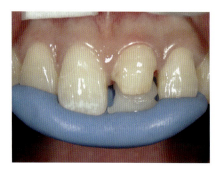

充填用シリコーンガイド上での積層充填操作

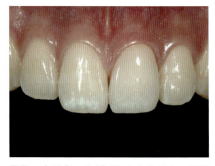

術後．生活歯へのダイレクトクラウン修復にて審美改善を完了

Step 5 積層充填

症例2：補綴歯の色調に合わせたダイレクトクラウン修復

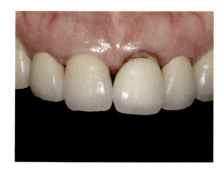
術前．主訴は|1 補綴物のマージン不適

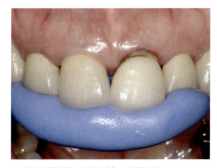
不適合補綴物の除去前に充填用シリコーンガイドを作製

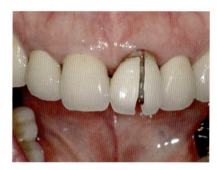
不適合補綴物の除去

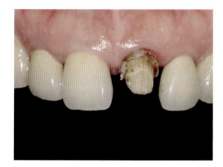
補綴物除去後，支台歯には一部う蝕が認められる状況

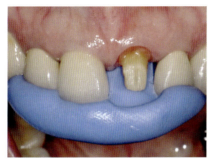
感染象牙質除去後に充填用シリコーンガイドを試適

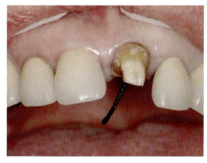
圧排糸による歯肉排除後，接着操作に移行

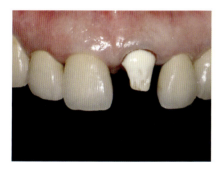
支台歯への接着操作後，唇側面にオペーク色のコンポジットレジン（ビューティフィル オペーカー UO：松風）を塗布

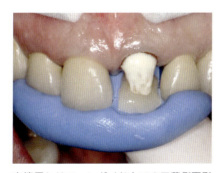
充填用シリコーンガイド上での口蓋側面形態の再構築を開始

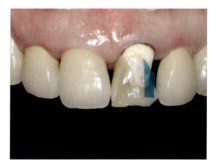
3Dクリアマトリックス内へのフロアブルレジン（クリアフィル ES フロー High）充填

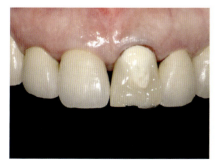
隣接面形態の再構築を完了

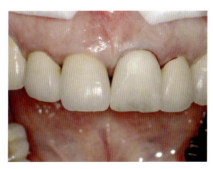
唇側面へのペーストタイプレジン（エステライト アステリア NE：トクヤマデンタル）の充填操作

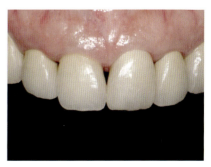
術後．生活歯へのダイレクトクラウン修復にて審美改善を完了

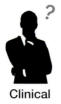

Clinical

失活歯へのダイレクトクラウン修復において，再根管治療が必要になった場合の対応について教えてください．

Answer

失活歯に対して行われるダイレクトクラウン修復では，将来的な再根管治療必要な状況も想定し，根管口部分には識別性の高い色調の支台築造用コンポジットレジンを設置します．これにより，再根管治療時に安全性の高い根管へのアクセスが可能となります．

ダイレクトクラウン修復後の根管治療を事前に想定した対応

　外傷により失活・変色した下顎前歯部の審美障害に対しては，根管治療の前準備として隔壁を兼ねたダイレクトクラウン修復を行い，短期間での審美改善を優先することも可能です．

　本症例では，変色に加えて軽度歯列不正も伴っており，歯冠部歯質の大部分を削除してコンポジットレジン修復にて理想的な歯冠形態に一度回復し，根管治療が継続可能な状況を構築しました．残存歯質の根管内壁部分には接着操作を行わず，根管上部の歯質を接着対象としてコンポジットレジンを積層充填し，再構築される歯冠形態中央には根管治療用のアクセスホールを設定しました．また，両側隣在歯との間に十分なスペースがないため，ダイレクトクラウン修復の保持も兼ねて隣在歯と接続する形で歯冠形態を回復し，前歯部全体として歯列のバランスを整えました．根管治療終了後は，ダイレクトクラウン修復内のアクセスホールを補修修復の接着操作を併用してコンポジットレジンにより封鎖し，審美性を回復しました．

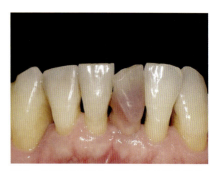

術前．主訴は「1̄ 変色・捻転による審美障害．結婚式出席のため，短期間での審美改善を希望

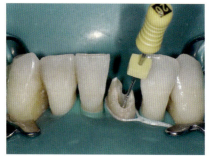

変色した歯冠部歯質を除去して根管治療を開始

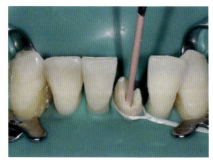

根管内へのガッタパーチャポイントの試適

Step 5 積層充填

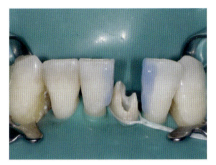
隔壁を兼ねたダイレクトクラウン修復を想定した接着操作

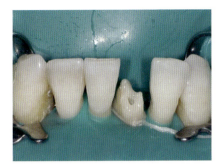
両側隣在歯・根管上部歯質へのフロアブルレジン塗布

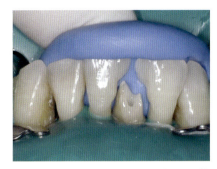
充填用シリコーンガイド上での舌側面の構築

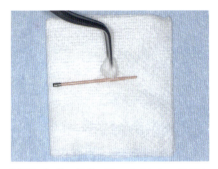
試適したガッタパーチャポイントへのワセリン塗布

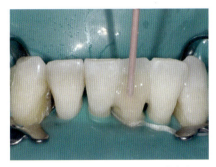
ダイレクトクラウン修復の積層充填途中で，根管へのアクセスを確保するためのガッタパーチャポイントの挿入

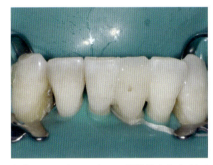
根管へのアクセスホールが準備されたダイレクトクラウン修復により，歯冠形態を回復

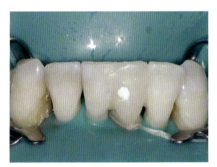
根管洗浄後の仮封．審美性を仮回復した後，数回の根管治療を予定

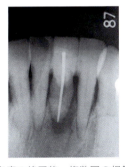
結婚式出席の終了後，複数回の根管洗浄後に根管充填を行い，X線写真にて確認

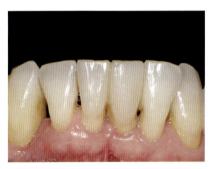
根管へのアクセスホールを封鎖して修復を完了

117

ダイレクトクラウン修復後に再根管治療が必要となる場合に備えて

　大規模な歯冠破折により残存歯質の一部が歯肉縁下のコンディションとなり，従来の歯冠補綴ではフェルール効果が不足する状況に対して，ダイレクトクラウン修復での対応を計画しました．X線診査により根管治療の状態には問題がないと判断し，根管上部の感染象牙質および軟化象牙質を徹底除去，歯肉排除と止血を行ったうえで接着操作に移行しました．根管上部歯質への分割積層充填により重合収縮応力を最小化し[1]，その後の根管口封鎖用の充填材料としては将来的な再根管治療の可能性を考慮して，識別性の高い色調の支台築造用コンポジットレジン（エステコア ハンドタイプ ブルー：トクヤマデンタル）を使用しました．上顎前歯部の再根管治療の場合には口蓋側から根管にアクセスする可能性が高いため，ダイレクトクラウン修復口蓋側部分のコンポジットレジン表層を削除した際に青色の支台築造用コンポジットレジンが露出するように配置しておくと，再根管治療時のストレスが軽減されます．また，根管内部歯質とコンポジットレジンとの接着強度は，ダイレクトクラウン修復の破壊抵抗強度向上に大きな影響をもたないことから[2]，根管充填材料の除去範囲は根管口から 4.0 mm 程度にとどめ，使用する光重合タイプの接着システムへの照射光到達による十分な接着強度獲得に配慮しました[3,4]．これにより，再根管治療時に根管内深くまで充填されたコンポジットレジンやファイバーポストを除去するためのストレスやパーフォレーションのリスクを軽減することができると考えています．

文献

1) Yahagi C, Takagaki T, Sadr A, Ikeda M, Nikaido T, Tagami J. Effect of lining with a flowable composite on internal adaptation of direct composite restorations using all-in-one adhesive systems. Dent Mater J. 2012；31（3）：481-488.
2) Nakajima M, Kanno T, Komada W, Miura H, Foxton RM, Tagami J. Effect of bonded area and/or fiber post placement on the fracture strengths of resin-core reconstructions for pulpless teeth. Am J Dent. 2010；23（6）：300-304.
3) Aksornmuang J, Nakajima M, Panyayong W, Tagami J. Effects of photocuring strategy on bonding of dual-cure one-step self-etch adhesive to root canal dentin. Dent Mater J. 2009；28（2）：133-141.
4) Aksornmuang J, Nakajima M, Foxton RM, Tagami J. Effect of prolonged photo-irradiation time of three self-etch systems on the bonding to root canal dentine. J Dent. 2006；34（6）：389-397.

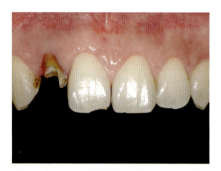

術前．主訴は 2| 歯冠部破折による審美障害

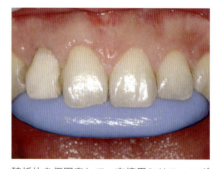

破折片を仮固定して，充填用シリコーンガイドを作製

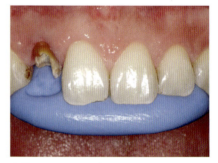

充填用シリコーンガイドの試適

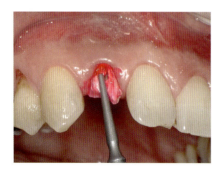

根管上部の感染象牙質・軟化象牙質をう蝕検知液（カリエスディテクター：クラレノリタケデンタル）を使用して染色

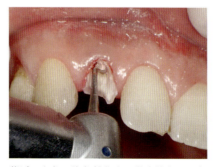

薄ピンク色の染色部分まで徹底除去して根管上部の健全歯質を露出

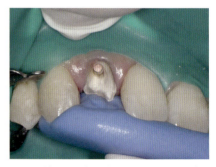

ラバーダム設置後，充填用シリコーンガイドを再度試適

Step 5 積層充填

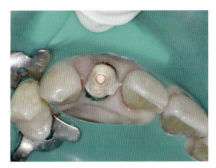
圧排糸による歯肉排除・止血後に接着操作

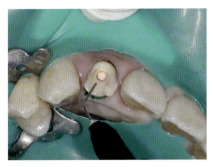
根管上部歯質に対して，範囲を細分化した分割積層充填操作

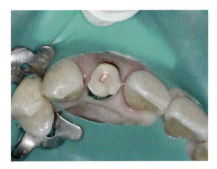
4回に分割してフロアブルレジン充填をし根管上部歯質の被覆を完了

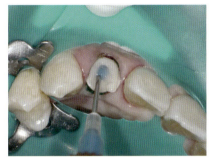
根管口部分には識別性の高い色調の支台築造用コンポジットレジンを設置して，今後の再根管治療必要な状況にも対応可能

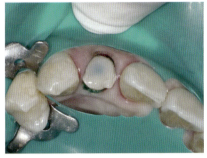
残存歯質の全面をコンポジットレジンにて被覆完了

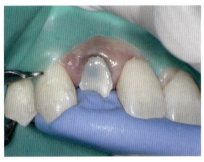
充填用シリコーンガイド上での口蓋側面の充填操作を開始

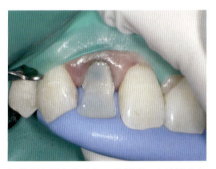
切縁隅角部を含めた口蓋側面の充填操作を完了

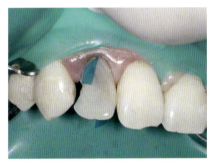
3Dクリアマトリックス内へのフロアブルレジン（クリアフィルESフローHigh）充填

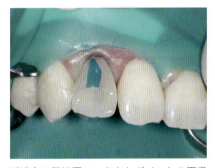
近遠心の隣接面コンタクトポイントの再構築を完了

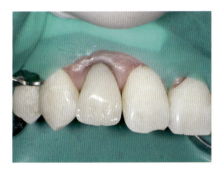
ダイレクトクラウン修復の歯冠部色調をコントロールするペーストタイプレジンの設置（エステライト アステリア A2B）

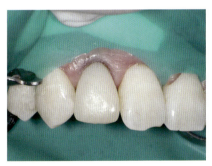
最終表層としてエナメルシェードレジンを設置（エステライト アステリア NE）

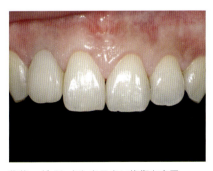
術後．ダイレクトクラウン修復を完了

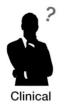

Clinical

ダイレクトブリッジ修復での積層充填操作のポイントを教えてください．

Answer

ダイレクトブリッジ修復での欠損部歯冠形態回復のポイントは，充填用シリコーンガイドを活用した口蓋側面形態の構築と，特徴のある3Dクリアマトリックスを応用したポンティック基底面の充填操作にあります．

ダイレクトブリッジ修復の積層充填操作

　前歯部歯列に生じた1歯欠損への機能・審美改善手段として行われたダイレクトブリッジ修復では，事前に準備されたワックスアップ模型を活用して充填用シリコーンガイドを作製し，抜歯直後にはテンポラリーダイレクトブリッジ修復，抜歯窩治癒後（約3カ月経過後）には最終的な接着操作と，精密な歯冠形態回復の積層充填操作を行います．

　ダイレクトブリッジ修復での欠損部歯冠形態回復のポイントは，充填用シリコーンガイドを活用した口蓋側面形態の構築と，特徴のある3Dクリアマトリックス（ヴァリストリップ：ギャリソン デンタル/モリタ）を応用したポンティック基底面の充填操作にあります．充填用シリコーンガイドを活用した口蓋側面部分の充填操作では，フロアブルレジンを少量ずつ接着・追加充填して両側隣在歯より延長し，それぞれの接着界面にかかる重合収縮応力の緩和を意識することが重要です．また，3Dクリアマトリックスを活用したポンティック基底面の充填操作では，マトリックス設置の角度によりポンティック部の歯頚部ラインが規定されるため，フロアブルレジン設置時のマトリックスの微調整と適切なタイミングでの光照射が重要となります．フロアブルレジンによるダイレクトブリッジ修復のフレーム部分の充填操作を完了した後は，デンティンシェードおよびエナメルシェードのペーストタイプレジンを順次使用して，積層充填操作を完了します．

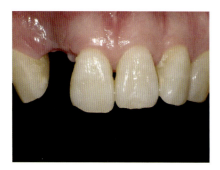

術前．前歯部欠損による審美障害

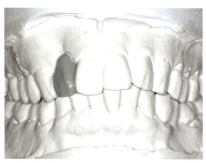

研究用模型上でのワックスアップ

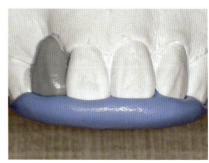

充填用シリコーンガイドの作製

Step 5 積層充填

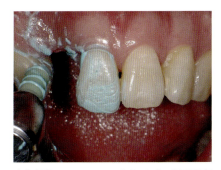
充填部位へのノンフッ素タイプの歯面研磨剤を使用した歯面清掃

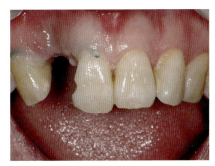
圧排糸の挿入と止血剤の塗布

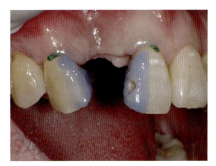
エナメル質へのリン酸エッチング処理

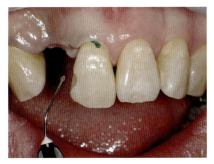
充填部位表層へのフロアブルレジンの塗布

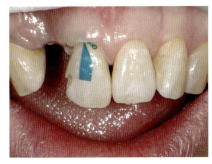
1| 遠心歯頸部の豊隆形態を修正

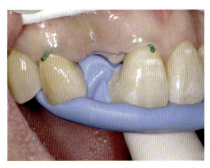
充填用シリコーンガイド上へのフロアブルレジン設置

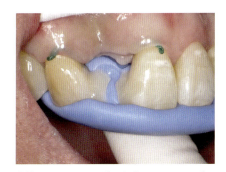
充填用シリコーンガイド上でのフロアブルレジン充填範囲を拡大

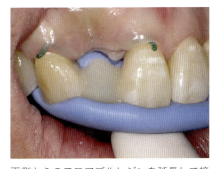
両側からのフロアブルレジンを延長して接合

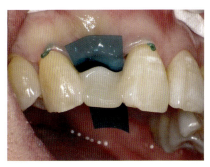
3Dクリアマトリックスの湾曲を調整して設置位置を確認

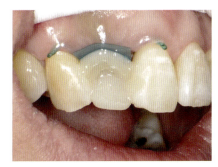
ポンティック歯頸部表層には濃色のフロアブルレジン充填

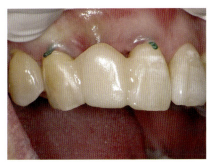
ペーストタイプレジンにて唇側面を被覆して積層充填操作を完了

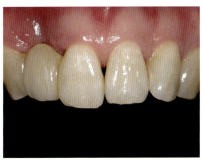
術後

121

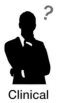

ユニバーサルシェードコンセプトの新規コンポジットレジン：
ES フロー Universal の臨床での有効活用について，教えてください．

Clinical

Answer

クリアフィル ES フロー（Universal）では，通常のコンポジットレジン修復で最も良く活用するシェード（A2～A3.5 程度）を単色でカバーし，窩洞周囲歯質との色調適合を簡便に獲得できることから，色調選択のストレスを回避して効率良く修復操作を進めることができます．

シェード選択の難しさを克服

　コンポジットレジン修復の各ステップのなかで，材料選択で最も悩む場面は，充填すべきコンポジットレジンのシェード選択ではないでしょうか．通常は修復対象の歯冠部歯質の色調に合わせて，シェードガイドなどを参考にしてさまざまな明度・彩度・色相の特徴をもつ材料群のなかから，術者の判断でコンポジットレジンを選ぶことになります．このような色調選択がうまくいかず，修復完了後の色調不一致を感じる症例を経験することもあり，この選択を術者の経験に頼って判断することにはストレスを感じている先生方も多いことでしょう．近年のトレンドとして，幅広い歯冠部歯質の色調に比較的幅広く適合する「Universal シェード」のコンポジットレジンが各社から登場しています．

　クラレノリタケデンタルからは，クリアフィル ES フロー（Universal）が登場し，術者の経験に委ねられていた「シェード選択」，複数のペーストを所有することで生じる「在庫管理の手間」，使用頻度の低いシェードにおける使用期限内に使いきれないことによる「廃棄ロス」など，クリニックで感じるさまざまな問題の解決にもつながることが期待されています．ES フロー（Universal）では，従来から採用されていたバランスの良い「透光性」と「光拡散性」の光学的特性に加え，窩洞内の歯質色を反映した発色をする色調設計（ユニバーサルクロマ）が行われています．これによって，周囲の歯質色と適切に馴染むことができ，さらに光拡散性も有することで，従来は舌側に遮蔽性の高いオペーク系シェードを用いる必要のあった前歯の大規模 3 級・4 級窩洞に対しても，ES フロー（Universal）単色で対応することが可能となってきました．充填操作前のシェード選択の意思決定のストレスを省き，また複数のシェードを積層充填する手間を回避することが可能な，「Universal シェード」コンポジットレジンの有効活用により，臨床ステップを効率化した症例を紹介します．

Step 5 積層充填

小規模 2 級窩洞：周辺歯質の色調を反映した色調適合

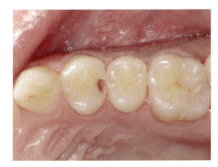

術前．|4 歯間部隣接面に初期う蝕が確認された

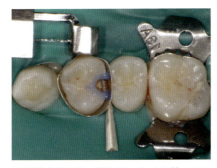

窩洞形成終了後，窩縁部エナメル質へのセレクティブエッチング

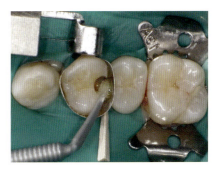

ユニバーサルボンド Quick 2（クラレノリタケデンタル）による接着操作

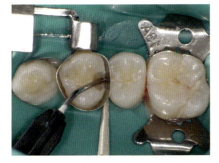

窩洞底部に対して ES フロー（U）にて第1層目の充填操作を行う

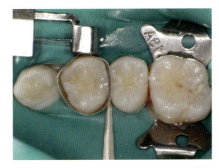

ES フロー（U）のみで3層に分割した積層充填操作を完了

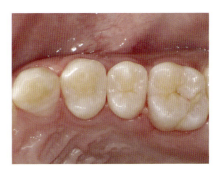

術後．30分程度で修復操作を完了．単色充填で問題ない色調適合を示した

小規模 4 級窩洞：複数シェードによる積層充填を省略可能

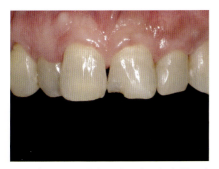

術前．|1 切縁隅角部を含む歯冠部歯質の破折が確認された

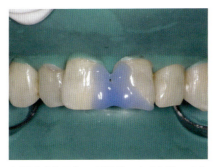

窩洞形成終了後，窩縁部エナメル質へのセレクティブエッチング

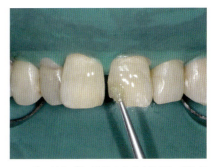

ユニバーサルボンド Quick 2（クラレノリタケデンタル）による接着操作

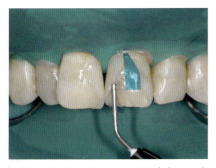

|1 隣接面部に対して ES フロー（U）にて充填操作を行う

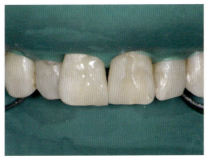

ES フロー（U）のみで積層充填操作を完了

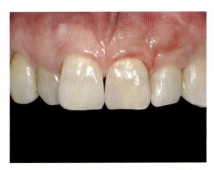

術後．30分程度で修復操作を完了．単色充填で形態回復を行い，高い明度で自然な色調再現が可能

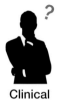

ユニバーサルシェードコンセプトの新規コンポジットレジン：
オムニクロマシリーズの臨床での有効活用について，教えてください．

Answer

オムニクロマシリーズ（ペーストタイプとフロータイプがあります）は，構造発色という独自のフィラー技術により，顔料に依存しないコンポジットレジンですが，光照射前と光照射後で明度と透光性に変化があるので，その特性を理解することが必要となります．その特性をつかむことで，通常のコンポジットレジンではシェード合わせが困難だった症例も，色調適合性を獲得することが可能になります．

シェード選択の難しさを克服

　保険診療におけるコンポジットレジン修復においては，シンプルでスピーディーな診療が求められるのが現実です．コンポジットレジン修復の各ステップのなかで，シェード選択は，在庫の問題，シェードを選択する時間の問題など保険診療の制約のなかで悩むことが多いと考えられます．

　トクヤマデンタルからは，オムニクロマシリーズ（ペーストタイプとフロータイプ）が登場しました．コンポジットレジンは従来顔料による色調調整を行っていましたが，オムニクロマシリーズは独自のフィラー技術により，顔料の発色ではなく，コンポジットレジンが発色する独自のメカニズムを採用しています．今までにないコンセプトのため，その特性を理解しないと，「色が合わない」という事態になってしまいます．

オムニクロマの特性

　オムニクロマシリーズの特性は，
①光照射前と光照射後で透光性が亢進し，明度が下がり構造発色（赤〜黄）すること
②厚みが増すと明度が上がること
です．

Step 5 積層充填

　アマルガムの除去後の窩洞など，窩底部象牙質が濃く変色しているケースでは，硬化後に透光性が亢進することで，色調が暗くなってしまい，シェードのマッチが得られません．一方，歯頸部の深い窩洞の窩洞に対してオムニクロマシリーズを単色で充填すると厚みがあるため，明度が上昇し，白く浮いてしまうことにつながります．こういった特性に注意しながら，オムニクロマシリーズを用いて修復を行った症例を紹介します．

歯頸部二次う蝕：比較的深い窩洞に対して明度の上昇を考慮した修復症例

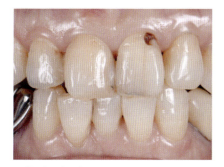

術前．|1 歯頸部に二次う蝕を確認

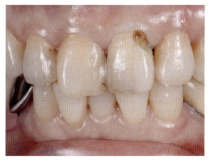

旧修復材料を除去した後，カリエスチェック（ブルー）を併用しながら，う蝕除去

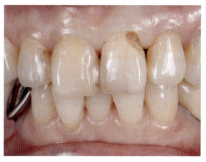

う蝕をすべて除去し，比較的深い窩洞であることを確認

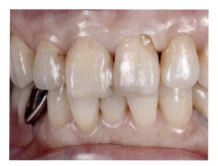

窩洞が比較的深いので，このままオムニクロマを充填すると歯頸部の特徴である比較的彩度が高い色調と合わない懸念があるので，彩度の高いフロアブルレジンを窩底部に充填

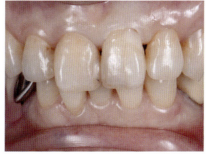

次いで，オムニクロマフローにて，象牙質部分程度を目安に積層充填を行った．最表層は賦形性を考慮してペーストタイプのオムニクロマを用いた

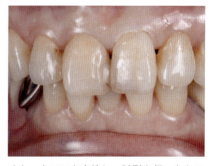

オムニクロマを充填し，賦形を行ったところ．光照射前なので，明度が高く合っていないように白浮きして見えるが，これがオムニクロマの光重合前の特性である

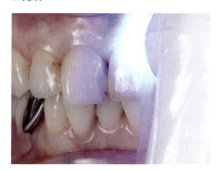

光照射を行い，重合させる

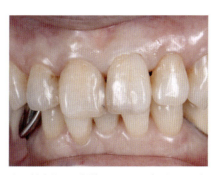

光照射直後．照射前と比べ，明度が下がり色調適合性が向上していることがわかる

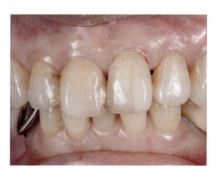

形態修正・研磨を行い，治療を終了した．歯頸部で，縞模様もあり色調適合性を得ることが比較的難しいケースであるが，オムニクロマのみで良好な色調適合性が得られた

125

Recommended materials!

セパレーター：アイボリー型セパレーター（YDM）

　本来は前歯部用の歯間離開器具ですが，隣接面の窩洞のコンポジットレジン修復において，マトリックスを使用せずにコンポジットレジンを充填する際に使用することも可能な器具です．隣接面間に距離がないときに，特に有効です．歯根膜の厚み分の歯の小さな移動を利用して歯間離開をさせ，フロアブルレジンの表面張力を使って充填していく方法です．

　マイクロスコープ（拡大鏡）の拡大視野にて，直接マージンを確認しながら充填していくことが可能になるので，きわめて適合性が高いことと，バリが少ないことが特徴としてあげられます．

　この方法では，前歯も臼歯も使用できますが，最後方臼歯はセパレーターが入りづらいこともあり，特に小臼歯より前方の歯で有効です．充填後研磨用ストリップスにて研磨を行うので，少しきつめに仕上げることがポイントになります．

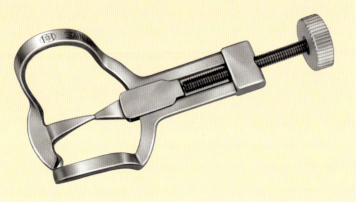

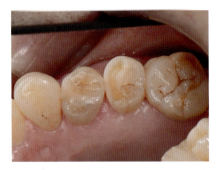

術前．5｜の歯が欠けたことを主訴として来院

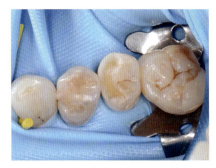

う蝕は認められず，健全エナメル質ならびに健全象牙質が観察される

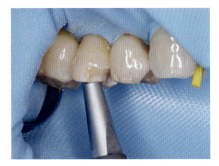

ラバーダム防湿後，接着面を清掃する目的でサンドブラスト処理をした

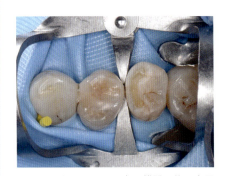

セパレーターを用いた歯間離開の後，歯面処理を行った

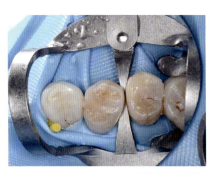

フロアブルレジンによる辺縁隆線部の修復処置を行った．歯間はまだ離開している

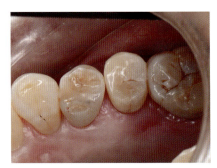

術後

Step 6
光照射

大規模窩洞での光照射方法の注意点について,教えてください.

Answer

C-ファクターへの配慮をしたコントラクションギャップが発生しないように配慮した積層充填と,重合収縮応力がどの向きに加わるかを考慮した光照射が必要となります.

大規模窩洞での光照射の注意点

　窩洞が深い場合と,ダイレクトブリッジのような症例の場合は,その修復する体積が問題となります.深い窩洞にC-ファクターを考慮した積層充填を行わないと,接着で一番重要な窩底部象牙質との接着がコントラクションギャップとなり,はがれてしまうことがあります.また,光強度も深さに伴い減じていきますので,照射時間の延長が必要となります.深い窩洞では,①窩底部に流れの良いフロアブルレジンを使用し,②できればノーマルモードの光照射を,③窩洞の深さの程度に応じて光照射時間の延長をすること,が必要となります.

　また,ダイレクトブリッジのような大規模修復のポンティックの両側を接着する場合は,なるべく両隣在歯から少しずつフロアブルレジンを盛り上げていき,両隣在歯とポンティックが一塊になる瞬間は極力少ない距離を重合させることがポイントとなります.ポンティックを片側だけ支台歯と接着させるシングルリテインの場合は,その限りではありません.

光照射の方向

　また,光照射の方向へも配慮が必要です.コンポジットレジンは照射面から重合が開始されます.単純な1級窩洞をイメージしてください.咬合面から光照射をした場合は,窩底部から引き剥がす方向に重合収縮応力がかかります.そのため,流れの良いフロアブルレジンでのごく薄いライニングが必須となります.ダイレクトブリッジのようなケースでは,照射方向をバックウォール側からとすることで,積層していく際の重合収縮応力が軽減されます.また,ダイレクトブリッジは使用するコンポジットレジンの体積が大きくなりますので,バックウォール側からの光照射で重合をさせた後,唇側面や角度を変えていろいろな方向から何度も照射することで,さらに重合率を高められると考えられます.

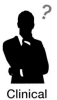

Clinical

充填するコンポジットレジンの色調による光照射時の注意事項について，教えてください．

Answer

明度が下がり彩度が上がると，透光性が下がります．濃いめのシェードやオペーク系のシェードを使用する場合は，照射時間の延長をするか，薄いレイヤーとなるよう積層の回数を増やすなどの配慮が必要です．

コンポジットレジンの色調が光照射に与える影響

　コンポジットレジンの色調は，その透光性に影響を与えます．具体的には，VITA シェードでいうところの A1 と比べて A4 は明度が下がり，彩度が上がっています．それに伴い，透光性は下がります．また，コンポジットレジンでいうところの A1 と A1 のオペーク色（OA1 とか OPA1 など，メーカーにより言い方はさまざまで，ボディ色，デンティン色と言ったりもします）は透光性が下がっています．透光性が下がると重合はしづらくなりますので，照射時間を延長するか，一度の充填の厚みを薄くするなどして，しっかりと光重合させることが大切です．

ステイニング用コンポジットレジンの光重合について

　修復部位のキャラクタライズに使用されるステイニング用コンポジットレジンのなかには，カンファーキノン以外の重合触媒が含まれているものもあります．これらの重合触媒はカンファーキノンと異なり，重合を開始する波長が青色 LED ではなく，もっと短い波長で重合を開始するものがあります．そういったステイン用コンポジットレジンを使用する場合は，近年の青色 LED のみが光源の LED 照射器では硬化しないことがあるので，注意が必要です．

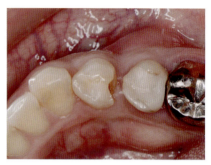

4̲ の遠心コンポジットレジン脱離．歯根間距離が比較的長く，形態の付与が難しいと予想されるケース

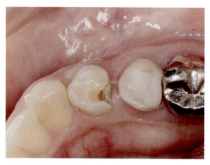

う蝕検知液を併用しながら，う蝕の除去と旧修復材料の一部を除去

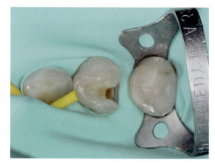

ラバーダム防湿を行い，歯頚側マージンのを明示するとともに，歯肉と歯槽粘膜を保護

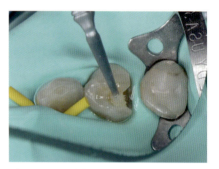

プライマーの塗布

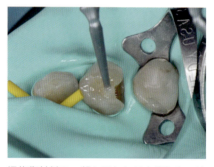

旧修復材料の一部と思われる充填物との接着を実現するために，シラン処理材を用いて表面処理

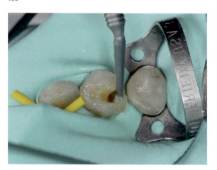

ボンディング材の塗布を行い，光照射．比較的深い窩洞なので，通常の２倍の時間の光照射を行った

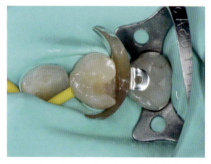

窩底部に一層フロアブルレジンを流したあと，歯間距離が広いので，歯頚側マージンからの立ち上がりだけを作る目的で，コンタクトリングは使用せずに，3Dメタルマトリックスを挿入

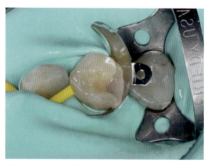

歯頚部からの遠心壁をマトリックスに沿って立ち上げる．この際も光照射時間は延長

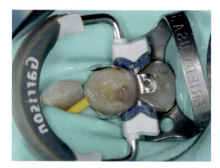

リングタイプリテーナーを設置し，コンタクト付近の形態を作りながら，辺縁隆線までを完成

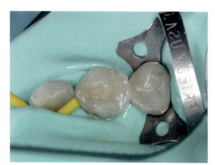

リングタイプリテーナーおよびメタルマトリックスを外し隣接面へも頬舌側から光照射

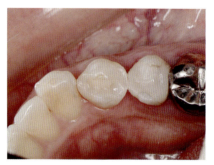

おおまかに形態を修正した後，ラバーダムの撤去．その後，詳細な形態修正・研磨

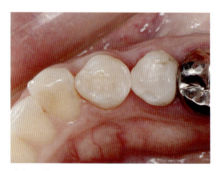

咬合調整ならびに研磨を終了

Step 6 光照射

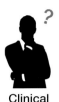

Clinical

光照射時の発熱による歯髄組織への影響について，教えてください．

Answer

重合反応に伴い発生する熱と，近年の高出力タイプの照射器の場合，光硬化ユニットからの発熱も懸念されます．そのため，3wayシリンジのエアーによる空冷をしながら光照射を行います．また，光照射ユニットからの発熱に関しては，ラバーダムの使用も効果的です．

光照射時の発熱

　コンポジットレジンの硬化に伴う重合反応は，カンファーキノンラジカルの生成によって開始され，マトリックスレジン中のC＝C二重結合の切断とラジカル重合による硬化を伴うことがそのメカニクスです．この重合反応は発熱反応であるため，重合中に温度が上昇しやすくなります．さらに，近年使用頻度が上がってきている高出力タイプの光照射器の場合，光照射ユニット自体の発熱も懸念されます．

エアーによる空冷

　これら2つの要因による発熱は歯髄組織に影響を与え，歯髄の刺激や術後の知覚過敏症を引き起こす可能性があります．高温の状態が持続すると，歯髄組織の炎症や壊死が発生する可能性があります[1]．特にう蝕が大きく広がっており，歯髄に近い場合は，よりその影響が出やすいと考えられます．そのため，歯髄に近い窩洞では，高出力モードの使用を控えるか，もし高出力で光照射を行うのであれば，アシスタントに照射器とアシスタント側の3ウェイシリンジを持ってもらって，光照射のタイミングで，脇からエアーをかけてもらうようにします．ハイフロータイプのフロアブルレジンの場合，強圧エアーで空冷すると，その表面の形態が変化してしまう場合があるので注意が必要です．

ラバーダムの使用

　光硬化ユニットの発熱は，ときにはまわりの歯肉や歯槽粘膜へダメージを与えてしまうリスクがあります．防湿が主な目的のラバーダムですが，使用することで，歯以外の歯肉，歯槽粘膜をラバーダムで覆うことになり，周囲組織の保護の役割も果たします．

文献
1) Zach L, Cohen G. Pulp response to externally applied heat. Oral Surg Oral Med Oral Pathol. 1965；19：515-530.

Recommended materials!

コンポジットレジン研磨ポイント：ダイヤコンププラスツイスト CA 用（EVE）

　コンポジットレジン修復後の研磨は，術後の審美性・清掃性に大きく影響を与えるステップとなります．コンポジットレジンを研磨する道具としては，ポイント，ディスク，バフ，ブラシ，研磨用のストリップスなどがあげられます．本書でも，いろいろな研磨器具を紹介してきました．

　ここで紹介する研磨ポイントは，砲弾型のポイントが届きづらい臼歯咬合面の小窩裂溝の研磨の際に便利なポイント（特に右側2つ）です．2ステップの研磨システムですが，十分な光沢を得ることが可能です．使用する場合の注意事項としては，研磨に入る前の最終光重合の際，修復面をオキシガードやグリセリンなどで酸素を遮断してコンポジットレジン最表層に未重合層がない状態にしてから，使用することが重要になります．

　また，左側2本については，咬合面だけでなく，平滑面にも使用することができ，十分な研磨性を有していますが，回転数と当てる強さに気をつけないと，コンポジットレジン修復の最終形態が変わってしまうので注意が必要です．

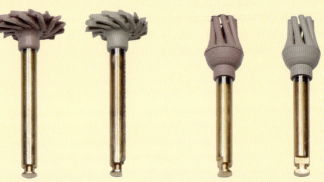

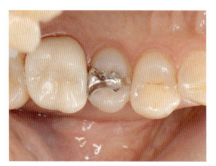

|5 金属アレルギーを主訴に来院．コンポジットレジン修復での対応を計画

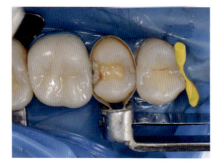

メタルインレーを除去し，トッフルマイヤー型リテーナーを装着したところ

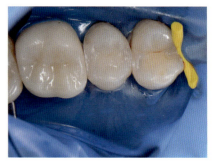

フロアブルレジンとペーストタイプレジンによる充填操作終了

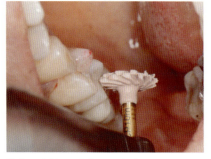

酸素を遮断した状態で最終重合を行った後，形態修正ならびに咬合調整を行い，研磨へ

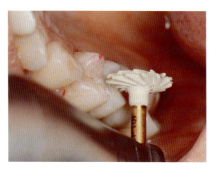

ダイヤコンププラスツイストによる最終研磨

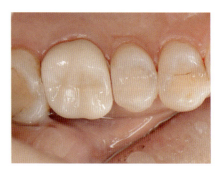

術直後

Step **7**
形態修正・研磨

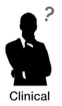

Clinical

充填後のコンポジットレジン表面を滑沢な研磨面に仕上げるための研磨器材の使用方法について，教えてください．

Answer

さまざまな研磨器具がありますが，平滑面については研磨ポイント，研磨ディスクあるいは，研磨カップを用います．隣接面など研磨ポイントが入らない平滑面は研磨用のストリップスを使用します．咬合面などの凹凸がある部分については，ブラシ状の研磨ポイントを使用します．

研磨の前に

　近年のコンポジットレジンは，各メーカーの開発努力により研磨性が向上しています．研磨に入る前に，形態修正ならびに咬合調整を行いますが，その調整面を整えておくことが滑沢な研磨面を仕上げるために大切と考えています．ダイヤモンドポイントや粗めのディスクで形態修正・咬合調整を終えた後，カーボランダムポイントやホワイトポイントなどで粗く整えて研磨に入ります．

研磨の実際

　平滑面に関しては，コンポジットレジンの仕上げ用の研磨ポイント，研磨ディスクあるいは研磨カップをステップを守って使用します．また隣接面などのポイントが入らないところは，研磨用のストリップスを用いて研磨を行います．その際，セパレーターやウェッジなどを用いて歯間を離開させると，コンタクトポイントまで含めて研磨を行うことができますし，さらには研磨ディスクを挿入して仕上げ研磨を行うことも可能になります．離開させて研磨を行う際は，コンタクトを緩くしないように注意が必要です．

　咬合面に関しては，研磨ポイントを用いるのが基本ですが，裂溝などにはポイントが入りづらいので，ポイントの形状を裂溝を研磨しやすいようにダイヤモンドドレッサーなどで整えたり，ブラシ状の研磨器材を使用します．これらの研磨器材を用いた後，仕上げとして，ダイヤモンドペーストなどの艶出し研磨材をブラシやバフにつけて使用することで，滑沢な研磨面を仕上げることができます．

Step 7 形態修正・研磨

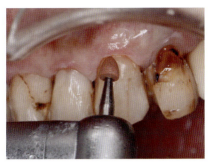
シリコーンポイントでの研磨の実際

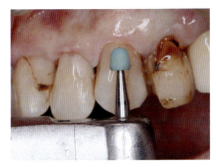
仕上げ研磨

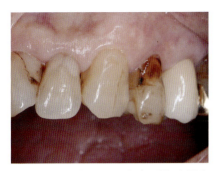
この2ステップでもある程度の滑沢な面を得ることができる

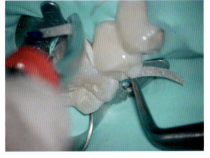
隣接面については，研磨用ストリップスを用いる．本症例では少し形態も修正したかったので，金属製の粗め（#300）のストリップスから使用した

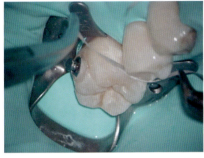
水洗し，研磨砥粒をしっかり取った後，#600で中研磨

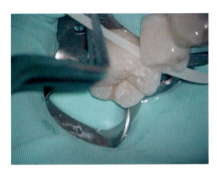
再び水洗後，#1000で仕上げを行う

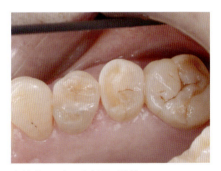
高齢者の 5| の咬合面の破折

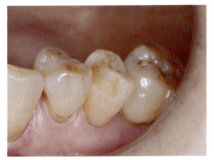
頬側咬頭頂に近いところまで破折しているが，歯質の保存を考え，コンポジットレジン修復を行うこととした

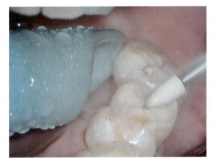
充填操作を終え，形態修正・咬合調整を終えた後，ホワイトポイントで粗研磨を行った

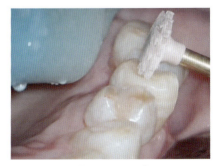
2ステップのダイヤモンドポリッシャーシステム（EVE）を用いて仕上げ

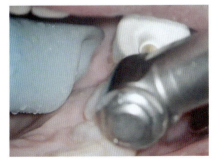
仕上げ研磨

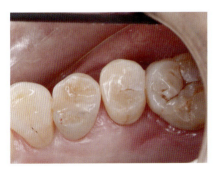
天然歯と同等か，それ以上の光沢が得られている

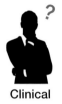

Clinical

隣接面部分への充填操作で生じたコンポジットレジンの
バリを除去する方法を教えてください．

Answer

前歯においてはレジンナイフやメスを用いて，大まかに除去を行います．
その後，スーパーファインのポイントやディスクなどを用いて形態を整え，仕上げに研磨用ストリップスを用います．臼歯においては，メスが使用できないことが多く，ポイントやディスクなどを用いて形態を整え，仕上げに研磨用ストリップスを用います．

バリの原因

　バリの原因としては，マトリックスなどの隣接面部を形作る隔壁の設置の不正確さが一つあげられます．特に歯頸側マージンのマトリックスのアンフィットは，バリの大きな原因となります．また，う蝕の進行の状況によりう蝕除去後の窩洞の形態がどうやってもマトリックスの形態になじまない場合もあります．歯根の陥凹が強く，エナメル象牙境に近い部分までう蝕が進行してしまっている場合は，マトリックスと陥凹した歯質との間に隙間ができてしまいます．こういった場合は，テフロンテープなどを下部鼓形空隙に挿入し，陥凹部を可及的にフィットさせることでバリを極力少なくすることができます．
　また，マトリックスの形状がバリの原因となることがあります．ストレートタイプのクリアマトリックスの使用は，曲面で構成されている天然歯の形態にはどうしても追従しづらく，バリが生じやすくなってしまいます．曲面形状があらかじめ付与された3Dマトリックスの使用をすることでバリを最小限にすることができます．前歯においては，口蓋側（舌側）のバリは除去しづらいので，指の腹でしっかりマトリックスを圧接することもポイントになります．いずれにしても，充填操作の際に極力バリが生じないようにすることを，忘れてはなりません．

バリの除去

　前歯においては唇側のバリはレジンナイフやメスを用いて，大まかに除去を行います．その後，スーパーファインのポイントやディスクなどを用いて残存歯質と移行的になるように，形態を整えます．最後に歯頸側マージ

Step 7 形態修正・研磨

ンに研磨用ストリップスを用います．歯頂側にできてしまったバリについては，アイボリーセパレーターなどを入れて，歯間離開をして，研磨用ディスクを用いて除去することもあります．

臼歯においては，頬粘膜などの軟組織が邪魔をしてレジンナイフやメスが使用できないことが多いため，頬舌側ならびにコンタクト上部の鼓形空隙については，ポイントやディスクなどを用いて残存歯質と移行的になるように形態を整え研磨まで行い，歯頚側については研磨用ストリップスを用いてバリを除去し研磨まで行います．最後に患者に舌感を確認してもらいます．舌は非常に敏感な組織で，肉眼や拡大視野では見落としてしまう段差や，ボンディング材のバリなど細かいエラーを察知してくれます．

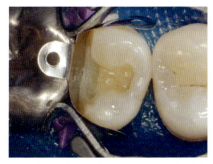
3Dメタルマトリックスと歯頚部歯質の適合が重要．この症例のように，マトリックスと歯頚部に隙間がなくしっかり密着していることを確認する

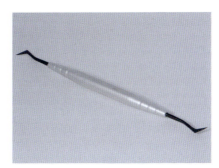
レジンナイフ

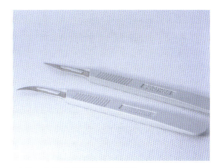
メス．#12の使用頻度が高い

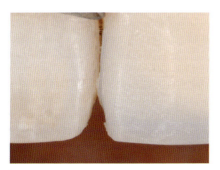
|1 近心の4級充填．バリと形態不良が観察される

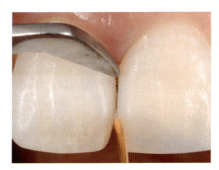
セパレーターを挿入し，歯間離開させた後，研磨ディスクを用いて形態修正と研磨を行った

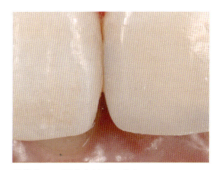
形態修正・研磨を終了したところ

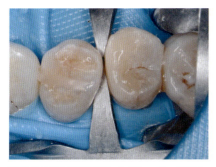
臼歯の2級充填終了時．セパレーターを用いて歯間離開させている

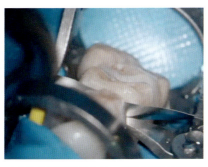
メタルの研磨用ストリップスを用いて形態修正・研磨を行った

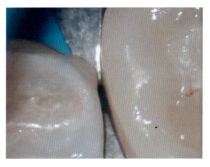
研磨終了時．シームレスで滑沢な表面が得られている

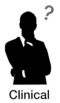

Clinical

隣接面部分のような充填後の形態修正・研磨操作が困難な部位への対応について，教えてください．

Answer

3Dクリアマトリックスとフロアブルレジンを使用した充填操作により，酸素と遮断された環境下でレジンを重合・硬化させて滑沢な表面性状を獲得し，その後の同部位への研磨操作を必要としない状況を，充填段階で構築することが重要であると考えます．

3Dクリアマトリックス使用による未重合層抑制効果

　コンポジットレジンの重合時，酸素の存在する環境下ではコンポジットレジンの主成分であるBis-GMA等のベースレジンの重合は阻害され，充填されたコンポジットレジンが露出して酸素に触れている状況では，その表面に未重合レジンが残存して粘性のある表面性状が形成されます．よって，研磨操作により表層の未重合層を削除して，十分に硬化したコンポジットレジン層を露出させ，修復完了後のプラークなどの付着を防止する滑沢な表面性状の獲得が必要となります．このような研磨操作によって，コンポジットレジンの表層は数10μm単位で削除され，隣接面接触点部での充填操作で同様の状況を想定すると，コンタクトポイントの喪失につながる危険性が高くなります．こうしたリスクを回避するためには，フロアブルレジンと3Dクリアマトリックスとを併用して隣在歯とのコンタクトポイントを構築し，クリアマトリックスにより酸素と遮断された環境下でフロアブルレジンを重合・硬化させて滑沢な表面性状を獲得，その後の同部位への研磨操作を必要としない状況を充填段階で意識することが重要であると考えます．

　このような臨床状況を想定して行った，簡単なコンポジットレジン表面性状の確認実験の様子を示します．フロアブルレジンを3Dクリアマトリックスでカバーして，酸素との接触を遮断した環境下で重合させた場合の表面性状と，カバーせずに酸素の存在する環境下で重合させた場合とを比較しました．酸素を遮断して重合させたコンポジットレジン表層には赤色の染色液がすみやかになじんで塗布が容易であった一方で，酸素の存在下で重合させたコンポジットレジン表層には未重合層が残存して赤色の染色液のなじみを阻害して，弾く結果となりました．ベースレジンの主成分であるBis-GMAは疎水性であり，この疎水成分のコンポジットレジン表面での残留状況の違いが現れた結果であると推測しています．また，未重合状態のコンポジットレジン表層には微小凹凸が存在し，染色液の色素が沈着して容易に水洗できない状況も観察されました．

Step 7 形態修正・研磨

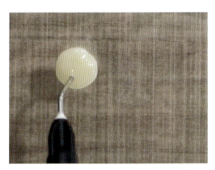

アクリル板上にフロアブルレジンを設置

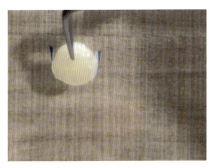

3Dクリアマトリックスにてフロアブルレジン表面をカバーして光照射

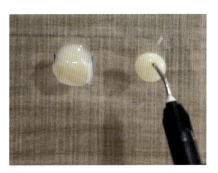

比較対象として，アクリル板上にフロアブルレジンを設置

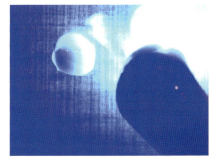

表面をカバーせずに光照射

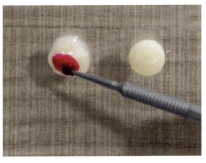

マトリックスによりカバーしたサンプルに，プラーク染色液を塗布（染色液のなじみが良い）

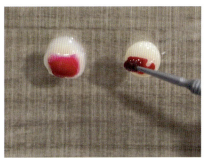

マトリックスによりカバーしなかったサンプルに，プラーク染色液を塗布（染色液のなじみが悪い）

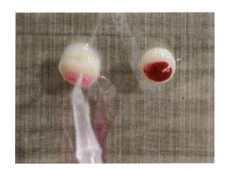

マトリックスによりカバーしたサンプルの染色液を水洗（染色液は容易に除去できた）

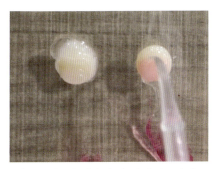

マトリックスによりカバーしなかったサンプルの染色液を水洗（染色液は容易に除去できない）

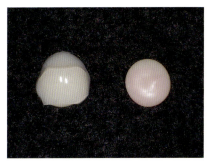

両サンプルの水洗・乾燥後の比較

3Dクリアマトリックスとフロアブルレジンを使用したブラックトライアングルの閉鎖

　矯正治療後の前歯部における小規模な歯間離開への審美性回復対応として，コンポジットレジン修復によるブラックトライアングル閉鎖を計画しました．本症例ではブラックトライアングルの規模や形態は前歯部歯列の部位により異なり，3Dクリアマトリックスのさまざまな選択肢のなかから，事前の試適により使用器材を決定しました．バイオクリアー ブラックトライアングルマトリックス（モリムラ），アダプトセクショナル マトリックス（Kerr）のさまざまな形状のなかから，湾曲強度と高さの違いを考慮して選択された数種類のマトリックスを使用して，前歯部隣接面の微小空間に充填操作を行いました．コンポジットレジン充填後の歯肉縁下部の微小ステップを研磨用ストリップにより削除し，デンタルフロスでの確認を経て，隣接面部分の研磨操作を終了としました．唇側面への移行部位は前歯部辺縁隆線の左右対称性を考慮して，シリコーンポイントでの形態修正を行い，ポリッシングペーストでの仕上げ研磨を行いました．

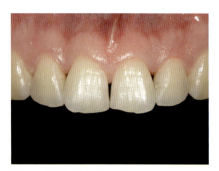

術前．主訴は矯正治療後に残存したブラックトライアングルによる審美障害

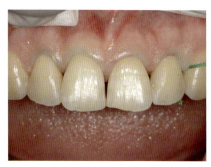

歯面清掃後，圧排糸（シュアコード：ヨシダ）による歯肉排除

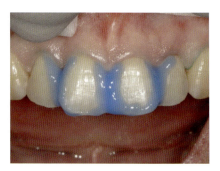

接着対象部位のエナメル質へのリン酸エッチング

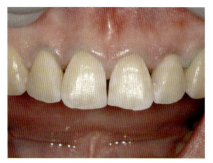

水洗・乾燥後

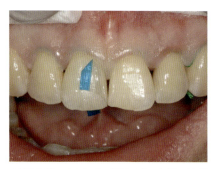

1｜近心部へのフロアブルレジン充填．使用したマトリックスはアダプトセクショナル マトリックス（モデレートカーブ6.5mm）

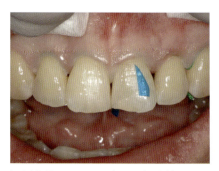

1｜近心部へのフロアブルレジン充填

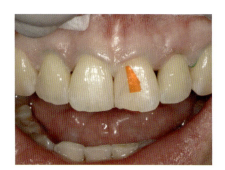

1｜近心部への追加フロアブルレジン充填．使用したマトリックスはアダプトセクショナル マトリックス（インクリーズドカーブ5.0mm）

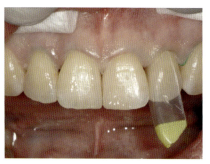

2｜近心部へのフロアブルレジン充填．使用したマトリックスはバイオクリアー ブラックトライアングルマトリックス（BT 082 イエロー M）

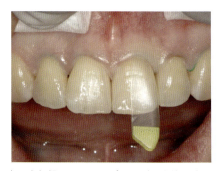

1｜遠心部へのフロアブルレジン充填．使用したマトリックスはバイオクリアー ブラックトライアングルマトリックス（BT 082 イエロー M）

Step 7 形態修正・研磨

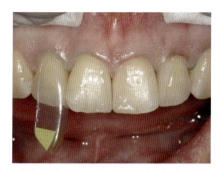
2| 近心部へのフロアブルレジン充填．使用したマトリックスはバイオクリアー ブラックトライアングルマトリックス（BT082 イエロー M）

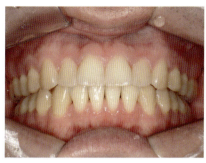
術後．上顎前歯部のブラックトライアングルは閉鎖された

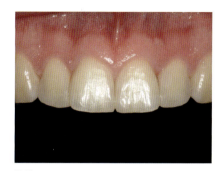
術後

3D クリアマトリックスとフロアブルレジンを使用したダイレクトブリッジ修復のポンティック基底面構築

　前歯部歯列に生じた1歯欠損への機能・審美改善手段として，両側隣在歯の健全歯質温存状況などを考慮し，短期間で低侵襲な問題解決が可能なダイレクトブリッジ修復が選択された症例です．事前に準備された欠損部回復時の歯冠形態を予測したワックスアップ模型を活用して充填用シリコーンガイドを作製し，抜歯直後にはテンポラリーダイレクトブリッジ修復，抜歯窩治癒後（約3カ月経過後）には最終的な接着操作と精密な歯冠形態回復の積層充填操作が行われました．

　ダイレクトブリッジ修復での欠損部歯冠形態回復のポイントは，充填用シリコーンガイドを活用した口蓋側面形態の構築と，3D クリアマトリックスとフロアブルレジンとを活用したポンティック基底面の充填操作にあります．充填用シリコーンガイドを活用した口蓋側面部分の充填操作では，フロアブルレジンを少量ずつ接着・追加充填して両側隣在歯より延長し，それぞれの接着界面にかかる重合収縮応力の緩和を意識することが重要です．また，3D クリアマトリックスを活用したポンティック基底面の充填操作では，マトリックス設置の角度によりポンティック部の歯頸部ラインが規定されるため，フロアブルレジン設置時のマトリックス微調整と適切なタイミングでの光照射が重要となります．

　マトリックスを使用した基底面部の充填操作により，欠損部歯肉と接触するコンポジットレジン表面では，未重合層の形成が抑制され，滑沢な表面性状で清掃性を確保することが可能となります．

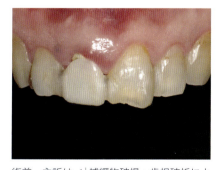
術前．主訴は 1| 補綴物破損・歯根破折による審美障害

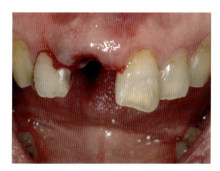
1| 抜歯

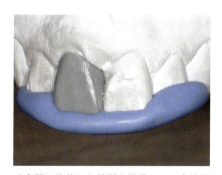
咬合器に装着した模型を準備して，充填用シリコーンガイドを作製

141

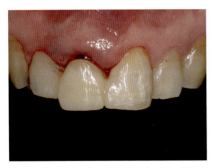
抜歯直後のテンポラリーダイレクトブリッジ修復

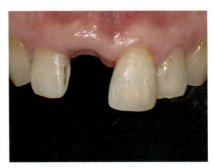
抜歯後，約3カ月が経過し，抜歯窩は治癒

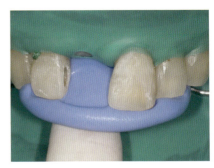
ラバーダムシステムの設置後，トリミングした充填用シリコーンガイドを試適

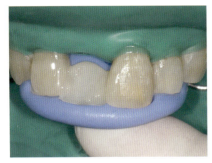
接着操作後，フロアブルレジンにより欠損部の口蓋側面を構築

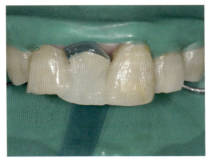
3Dクリアマトリックス上へのフロアブルレジン充填（A2シェード使用）

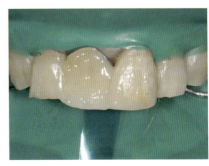
3Dクリアマトリックス上へのフロアブルレジン充填（A3.5シェード使用）

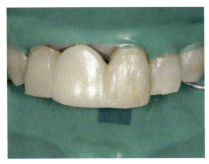
ペーストタイプレジンの充填操作により，欠損部歯冠形態回復を完了

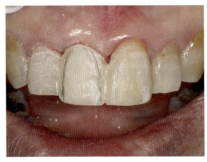
形態修正・研磨操作

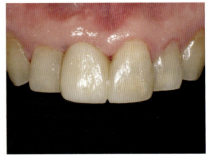
術後

Step 8
維持管理・補修

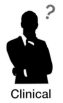

セルフケアにおける修復部位への清掃方法指導について，教えてください．

Clinical

Answer

単独歯の修復においては自身の天然歯と同様に，歯ブラシに加えて，フロスや歯間ブラシなどの補助清掃用具の使用を指導します．ダイレクトブリッジなどの大規模修復については，シングルリテインなのかダブルリテインなのかによって，使用する補助用具や使用方法が変わってきます．

ケアのための修復治療前後での注意点

大前提として，歯周基本治療を通してプラークコントロールができており，歯肉に炎症がなく，ご自身でセルフケアができている口腔内環境で，修復処置を行うことが必要となります．また，コンポジットレジンを用いて修復を行った部位については，クリニックでのプロフェッショナルケアの際に，超音波スケーラーやエアースケーラーで表面を傷つけてしまう可能性があるので，注意してそれらの器具を使用するよう歯科衛生士への指導が必要となります．また，患者には「経時的にマージンに着色がついてくる可能性があること」「それは治療の失敗ではなく再研磨にて対応ができること」を，事前に伝えておくことが大切です．

セルフケアにおける修復部位への清掃方法

コンポジットレジンはエナメル質や天然歯に比べて，耐摩耗性は劣るため，ブラッシングを行う際に使用する歯ブラシは軟らかいものの使用を推奨します．また，隣接面に修復部位がある場合は，コンタクト部や鼓形空隙など充填操作時に仕上げ研磨が行いづらいところができてしまいます．こういった部位は汚れがつきやすいので，歯間ブラシまたはデンタルフロスの使用を指導します．歯間ブラシは，その空隙を最大限効率よく清掃できるサイズを選択してあげるようにします．歯磨剤については，充填した部位表面を傷つける恐れがあることから，研磨剤が入っていない歯磨剤を推奨します．

ダイレクトクラウンやダイレクトブリッジなどの比較的大規模な修復部位については，ナイトガードの使用をきちんと促し（148ページ参照），その使用の有無を確認します．また，ダイレクトブリッジについてはポンティック基底面ならびに下部鼓形空隙の清掃指導がポイントとなります．

接着部位が片側（シングルリテイン）なのか両側（ダブルリテイン）なのかによって指導方法が変わります．

Step 8 維持管理・補修

　シングルリテインの場合は接着していない側の上部鼓形空隙からデンタルフロスを通して清掃することが可能になりますので，その通し方とポンティック下部の清掃方法を指導します．ダブルリテインの場合はフロスが通らないので，スーパーフロスを下部鼓形空隙から通して，ポンティックの基底面の清掃の仕方を指導します．
　ポンティック部分の圧接が強いオベイド形状のポンティック基底面とした場合は，ポンティックの基底面をウルトラフロスを通すのが難しい場合がありますので，実際に患者の口腔内でウルトラフロスが基底面を通過して清掃できるかを，まずこちらで確認してから指導を行う必要があります．無理に通して清掃することを続けると，歯肉に擦過傷ができてしまったり，歯肉退縮の原因を作る原因となりますので，注意が必要です．

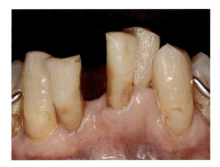
高齢者のダイレクトブリッジ修復症例

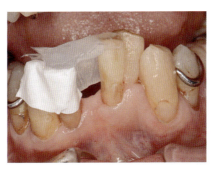
動揺もあるため，片側のみと接着させるシングルリテインタイプとした

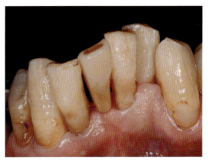
[2 1]間は接着していないので，通法通りフロスを通すことができ，ポンティック下部ならびに[1 1]間下部鼓形空隙もフロスでの清掃が可能となる

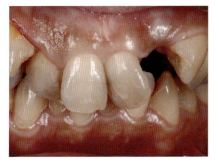
重度歯列不正のダイレクトブリッジ症例

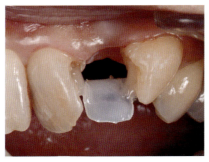
両隣在歯に修復物がみられたことから，両側と接着させるダブルリテインタイプとした

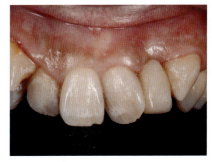
フロスは通すことができないので，歯間ブラシもしくは，スーパーフロスでの清掃を指導する

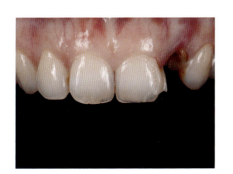
比較的若年者のダイレクトブリッジ症例

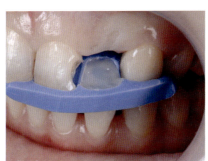
歯冠長が短いことから，被着面積を増やすためにダブルリテインタイプとした

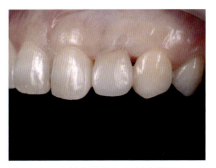
ポンティック基底面をオベイド形状にして，歯肉に圧接してあるので，基底面の下はスーパーフロスも通らない．下部鼓形空隙のみを歯間ブラシで清掃してもらうこととした

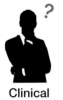

Clinical

ダイレクトブリッジ修復やダイレクトクラウン修復など，大規模な修復後の破折時の対応について，教えてください．

Answer

初回修復時に使用した充填用シリコーンガイドを保管しておくことにより，突発的な破折への補修修復対応もスムーズに行うことができます．破折可能性や補修修復方法も含めた治療方針への患者さんの理解が重要であり，術後の維持管理に協力的であることが望ましいと考えます．

ダイレクトブリッジ修復の破折時対応

　ダイレクトクラウン修復やダイレクトブリッジ修復では，コンポジットレジン直接修復の従来の適応範囲を超えて臨床応用されるため，修復部位の破折や脱離を防止するために最大限の配慮が必要になります．具体的には，コンポジットレジンの材料としての強度に配慮した修復部位の構造的補強や，夜間就寝時のナイトガード装着の推奨です．また，初回に修復で使用した充填用シリコーンガイドを保管しておくことにより，突発的な破折への補修修復対応もスムーズに行うことができます．

　田代・三木らが2020年第39回日本接着歯学会学術大会（誌上開催）において報告した「コンポジットレジン直接修復による欠損部回復の臨床経過報告」では，過去10年間に行われたダイレクトブリッジ修復75症例の成功率（一度も破折などの経験をしていない症例の割合）は88.0%，また生存率（破折の経験がある症例も含めてダイレクトブリッジ修復の形態を維持している症例の割合）は96.0%，平均機能維持期間は約54.8カ月でした．また，臼歯部の咬合支持域がすべて残存する場合（Eichnerの分類でClass Aの場合）の成功率は92.6%，生存率は100.0%でした．

　本臨床研究から，ダイレクトブリッジ修復の成功率・生存率を左右する臨床的な条件としては，残存歯数・残存咬合支持域数が特に重要な要因となることが示唆されました．また，コンポジットレジン単体で行われる接着修復であることを考慮し，欠損部両側の健全歯は歯周組織が安定して歯冠長が高く，十分な接着面積が確保できることも重要であるとされています．さらに長期的な予後を期待するためには，破折可能性や補修修復方法も含めた治療方針への患者の理解が重要であり，夜間のナイトガード装着や定期的なメインテナンス受診など，術後の維持管理に協力的であることが望ましいと結論されました．

Step 8 維持管理・補修

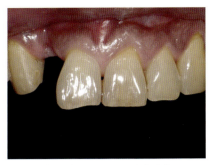
術前. 2｜前歯部欠損による審美障害

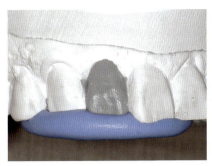
研究用模型上でのワックスアップ

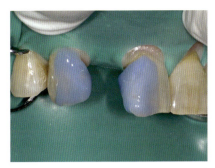
接着対象部のエナメル質に対するリン酸エッチング処理

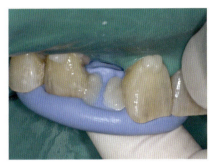
充填用シリコーンガイド上での分割積層充填操作

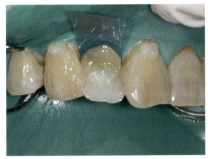
3Dクリアマトリックスを使用したブリッジのポンティック基底面の充填操作

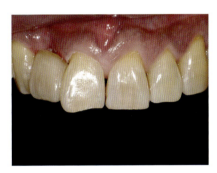
術後

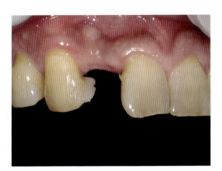
修復後4年経過した破折時

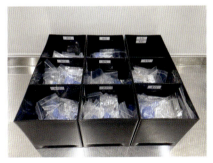
充填用シリコーンガイドの保管

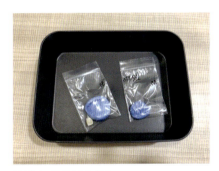
破折時の再使用を想定

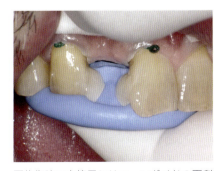
再修復時の充填用シリコーンガイドの再利用

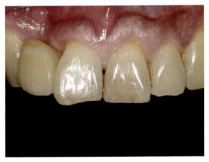
再修復後

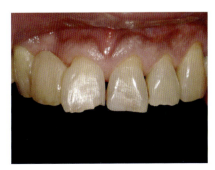
最初の修復から10年後

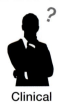

Clinical

ダイレクトブリッジ修復やダイレクトクラウン修復など，大規模な修復後のブラキシズムへの対応について，教えてください．

Answer

修復後のブラキシズムに対応するためには，夜間のナイトガード装着を徹底するよう患者さんの協力を依頼し，クリニックとしてもメインテナンス時の定期的なナイトガードの交換に備えて，常に準備しておくことが重要です．

大規模修復でのブラキシズム対策

　ダイレクトクラウン修復やダイレクトブリッジ修復など，コンポジットレジンを活用した大規模修復では，患者の咬合関係や咬合力，残存歯数や咬合支持域数などを考慮して，適応症の判断を行うことが前提となります．そのうえで，破折などによる再修復の可能性を，患者本人および家族の方に十分に説明し，修復完了後のメインテナンスにおけるリスク管理への協力が約束された場合にのみ，実際の修復に着手します．

　ダイレクトクラウン修復では残存している歯根部歯質の直径の太さ，ダイレクトブリッジ修復では両側の隣在歯との接続部分の太さが，咬合力などによる負荷に対抗する修復の強度を左右する要因となります．よって，可能な限り歯質との移行部のコンポジットレジンの体積を大きくするように修復後の歯冠形態をデザインし，審美性と強度とのバランスを考慮して，積層充填操作や形態修正が行われる必要があります．歯根の直径が細い下顎前歯部等でダイレクトクラウン修復を行う場合には，両側隣在歯に接続して補強し，修復の強度を向上させる方法も有効です．

　また，修復後のブラキシズムに対応するためには，夜間のナイトガード装着を徹底するよう患者の協力を依頼し，クリニックとしてもメインテナンス時の定期的なナイトガードの交換に備えて常に準備しておくことが重要であると考えています．

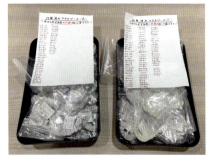

大規模修復を行った患者のナイトガードは常に準備・保管

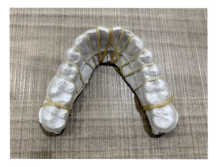

基本的には厚さ1.0mmのソフトタイプを使用し，患者の装着習慣の中断を抑制

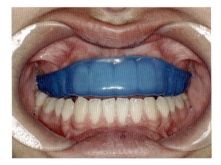

患者の生活習慣に合わせて，スポーツ用のマウスピースを提供する場合もある

ナイトガード装着によるダイレクトブリッジ修復の保護

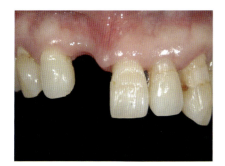

術前．1|前歯部欠損による審美障害

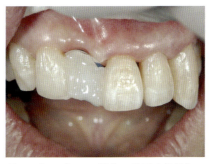

ダイレクトブリッジ修復の積層充填操作．可能な限り接続部分のコンポジットレジンの体積を確保

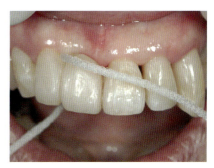

セルフケアに関する清掃方法の指導

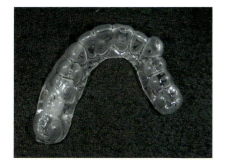

提供されるナイトガード

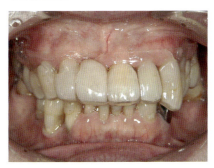

ナイトガード装着の習慣化が重要

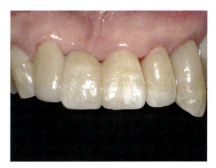

12年後（2|23 一部再修復済）

ダイレクトクラウン修復での隣在歯との連結補強

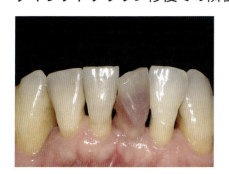

下顎前歯部の変色・捻転による審美障害

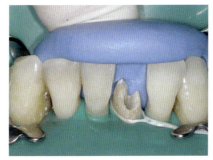

ダイレクトクラウン修復による審美改善を計画

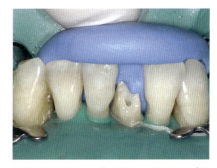

充填用シリコーンガイド上へのフロアブルレジン設置

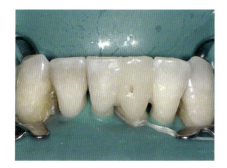

両側隣在歯に接続して補強し，修復の強度を向上

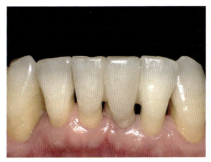

修復直後

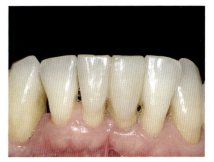

7年後

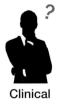

自費診療として行われたコンポジットレジン修復の費用設定や維持管理期間の費用負担について，教えてください．

Answer

自費診療で行われるコンポジットレジン修復の費用設定は，1歯あたりの維持管理費用を10,000円/1年と設定し，前歯部では10年間・臼歯部では5年間の費用を修復時にお預かりするシステムとしています．修復が行われた日付・部位・費用などを記載した修復後の維持管理に関する説明書を患者さんに提供し，定期検診受診に関する患者さんとの協力関係構築を目標とします．

治療内容説明書の患者提供

　コンポジットレジン直接修復を活用する臨床の場面によって，保険診療と自費診療とを区別して患者説明を行っています．

　う蝕の初期治療や小規模な破折症例に関しては，基本的に保険診療で対応しています．一方で，メタルインレー修復などの審美改善のために行われる，臼歯部のメタルフリー修復は自費診療での対応となります．また，前歯部においては，審美改善のために行われる離開歯列への修復やダイレクトベニア修復，接着を活かしたMIコンセプトの機能回復処置として行われるダイレクトクラウン修復やダイレクトブリッジ修復なども，自費診療での対応となります．

　自費診療で行われるコンポジットレジン修復の費用設定は，1歯あたりの維持管理費用を10,000円/1年と設定し，前歯部では10年間・臼歯部では5年間の費用を修復時にお預かりするシステムとしています．修復が行われた日付・部位・費用などを記載した修復後の維持管理に関する説明書を患者に提供し，定期検診受診に関する患者との協力関係構築を目標とします．

　維持管理期間内に破折や変色など，再修復や補修修復が必要となった場合には，最初にお預かりしている費用の範囲内で対応する旨を説明しています．臼歯部で5年，または前歯部で10年の維持管理期間を超えて補修修復が必要となった場合には，その時点から再度1年間の維持管理期間を設定して，費用をお預かりするようにしています．各クリニックでの診療実績・臨床経過を踏まえて必要な維持管理期間を設定し，資料を提供して患者説明を行うことが重要だと考えています．

Step 8 維持管理・補修

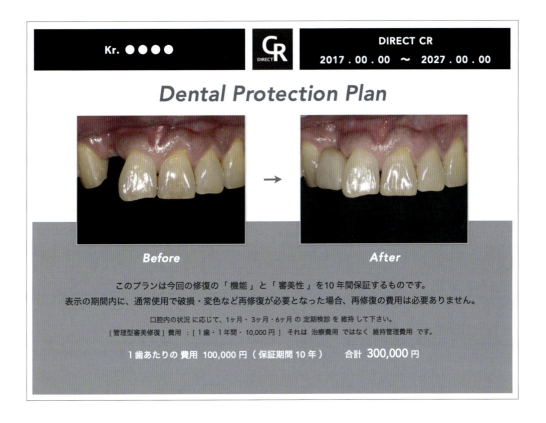

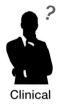

コンポジットレジン修復部位が破折した場合の補修修復の接着操作について，教えてください．

Clinical

Answer

コンポジットレジン修復部位の破折は，レジン内部での破折が一番多いですが，歯質とレジンが混在していることもあります．コンポジットレジンへの接着は，シラン処理を行います．近年は1ボトルでさまざまな被着体に接着できる接着システムが出ていますので，そういった接着材を使用すると，被着体に頭を悩ますことがなくなります．

コンポジットレジン修復部位が破折した場合の補修修復という考え方

コンポジットレジン修復部位の破折は，近年の接着耐久性の向上により，接着界面での破折（いわゆる脱離）は少なくなっています．しかしながら，修復範囲が広くなるダイレクトクラウン修復やダイレクトブリッジ修復の破折部位は，コンポジットレジン内部での破折（凝集破壊）や，一部歯質も含んだレジンと歯質の混在窩洞になります．いずれの場合も，旧修復材料をすべて取り除くのではなく，破折した部位だけ修復する補修修復という考え方が適用されます．

補修修復の接着操作

破折面は口腔内で唾液やプラークで汚染されているので，それらを取り除く必要があります．コンポジットレジンは歯質ではないので，切削して問題ありません．回転切削器具やエアーアブレージョンなどで新鮮面を露出させます．切削できない場合はリン酸やクリーナーを用いて表面を清掃する必要があります．その後接着操作に入ります．コンポジットレジンにコンポジットレジンを接着する際のターゲットはコンポジットレジンに含まれるフィラーです．マトリックスレジンはすでに重合が終わってしまっているので接着のターゲットになりえません．フィラーは，シラン処理をすることでレジンを接着させることが可能になります．歯質接着材にシラン処理材を混ぜて使用するのが従来の方法でしたが，近年は1ステップでシラン処理までできるマルチユースな接着材が各種出ております．このような接着システムは被着体に頭を悩ますことがなく臨床上簡便に使用することができます．

Step 8 維持管理・補修

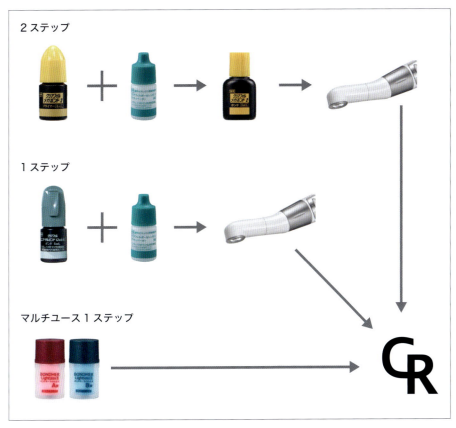

図1　コンポジットレジンへの接着操作

　本書で繰り返し接着システムとして紹介してきた3製品をコンポジットレジンの補修修復に使用する際の，コンポジットレジン面への接着操作を図1に示します．

　2ステップセルフエッチングシステムであるメガボンド2は，プライマーとポーセレンボンドアクティベーターを混和したものを，コンポジットレジン面に塗布しシラン処理をします．エアーブロー後，ボンドを塗布して光照射でボンディング材の重合を行い，その上からコンポジットレジンを充填していきます．

　1ステップセルフエッチングシステムであるユニバーサルボンドQuick 2も，2ステップと同様にポーセレンボンドアクティベーターを混和して，コンポジットレジン面に塗布しシラン処理をします．エアーブロー後，光照射でボンディング材の重合を行い，その上からコンポジットレジンを充填していきます．

　マルチユース1ステップであるボンドマーライトレスIIは2液を混合後，コンポジットレジン面に塗布するだけで，光照射することなくコンポジットレジンの充填が可能となる化学重合システムです．

おわりに

　本書を通して，「JT コンセプト マスターコース～コンポジットレジン修復の発想転換～」のなかで，この 10 年間に話題にのぼった疑問点に関して「STEP1 修復前準備」から「STEP8 維持管理・補修」まで，各 STEP に関して文献や症例を交えながら解説させていただきました．

　コンポジットレジン修復の How to となると，修復手技やその仕上がりの形態に目が行きがちですが，筆者らは修復前準備から修復後の維持管理・補修までの一連が，コンポジットレジン修復を成功させ，長期的に口腔内で機能させるために必要なことと考えています．本書ではそういったことに加えて，最新のコンポジットレジン修復関連材料の特徴や使用上の注意などもお伝えさせていただきました．

　小規模窩洞におけるコンポジットレジン修復の長期的予後は文献的にも数多く報告されてきていますが，ダイレクトクラウン修復やダイレクトブリッジ修復などの比較的大規模修復になると，報告は多くありませんでした．ここ数年で，少しずつ報告が増えてきており，本書でもいくつかご紹介させていただいたように，予後は安定していると言ってもよいと思います．

　世界にも類を見ない超高齢社会を迎え，それでも 8020 達成率が 50％を超えた日本においては，今後もどんどん歯が残っていくことが予想されます．初発のう蝕に対して，最小限の切削介入を行い，予後のよい手技・手法・材料でコンポジットレジン修復をすることはもとより，比較的大規模な修復にもコンポジットレジン修復を活用することで，天然健全歯への切削介入を回避していくことが，さらなる口腔内環境の改善につながり，患者満足度の向上にも寄与すると信じています．

　日々の臨床で遭遇するさまざまなシチュエーションに「コンポジットレジン修復が適応できないか？」と考えてみることが，コンポジットレジン修復の適応範囲を拡大させる最初の一歩ではないでしょうか．

高橋 真広

著者略歴

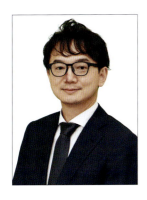

高橋真広　Masahiro Takahashi

- 2006 年　東京医科歯科大学歯学部 卒業
- 2011 年　東京医科歯科大学大学院 修了
- 2011 年　東京医科歯科大学附属病院むし歯外来 医員
- 2012 年　Georgia Health Science University 客員研究員
- 2016 年〜　東京医科歯科大学 う蝕制御学分野 非常勤講師（現任）
- 2016 年　トータル歯科東京青井 開院
- 2020 年　医療法人社団 TDG 設立
- 2021 年　東京医科歯科大学 臨床教授
- 2022 年〜　医療法人社団 TDG 理事長（現任）
- 2025 年〜　徳島大学 再生歯科治療学分野 非常勤講師（現任）

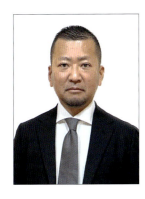

田代浩史　Hirofumi Tashiro

- 1999 年　東京医科歯科大学歯学部 卒業
- 2003 年　東京医科歯科大学大学院 修了
- 2003 年〜　田代歯科医院（浜松市）
- 2013 年〜　DIRECT RESTORATION ACADEMY OF COMPOSITE RESIN 主宰
- 2020 年〜 2024 年　東京医科歯科大学 臨床教授（う蝕制御学分野）
- 2022 年〜 2024 年　徳島大学 非常勤講師（再生歯科治療学分野）
- 2025 年〜　東京科学大学 臨床教授（う蝕制御学分野）
- 2025 年〜　徳島大学 臨床教授（再生歯科治療学分野）

コンポジットレジン修復に関するハンズオンコース

JT コンセプト　マスターコース　〜コンポジットレジン修復の発想転換〜

　近年のコンポジットレジン修復に関する基礎研究や新規材料の開発に伴い，直接法コンポジットレジン修復の適応範囲は拡大しています．ボンディング材の歯質への浸透・硬化によって得られる強固な接着力，およびコンポジットレジンの重合硬化後の強度と審美性の向上が，臨床でのコンポジットレジン修復に関する認識に大きな変化をもたらしています．

　多くの症例において，コンポジットレジン修復は最初の治療手段として採用され，口腔内環境が崩壊に向かうレストレーションサイクルを，初期段階で停止させる役割を果たすことができると考えています．

　臼歯部う蝕治療の第一選択は，メタルによる間接修復からコンポジットレジン直接修復へと徐々にシフトし，健全歯質を温存した窩洞形態や，適切な充填用マトリックスシステムの選択により，効率的な隣接面部の形態回復が可能となりました．また，歯科医院経営においても，自費診療としてのメタルフリー修復を患者さんに適切に説明し，多くの臨床の場面で応用できることは重要であり，そのためのプロセスをマスターする必要があると考えています．

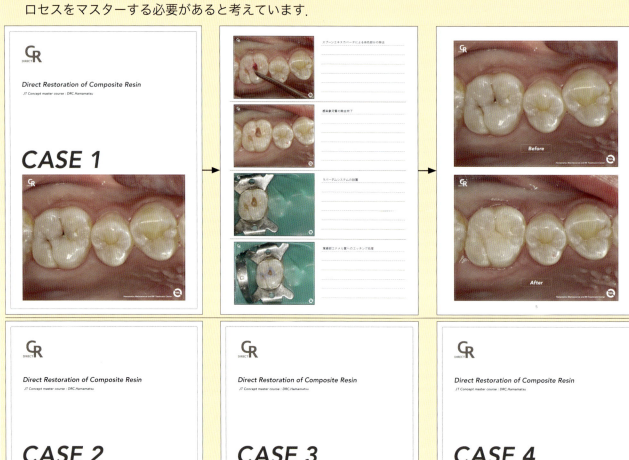

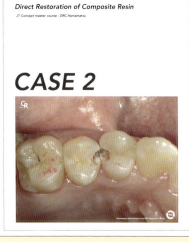

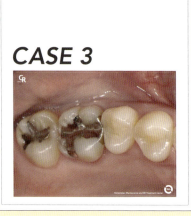

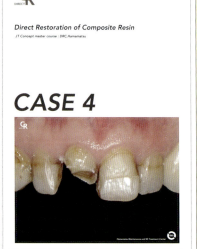

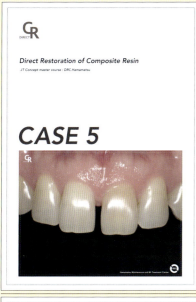
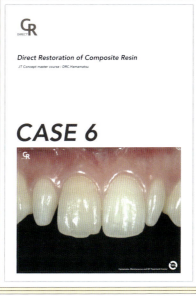
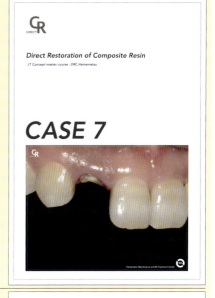
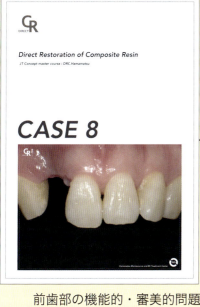
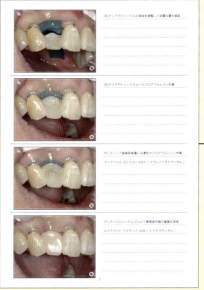
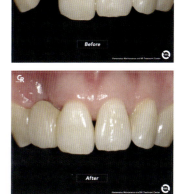

　前歯部の機能的・審美的問題に対しても，最小限の切削介入で審美改善可能なコンポジットレジン直接修復が，患者の望む治療方針として広く活用されるようになりました．離開歯列への修復や，ダイレクトベニア修復など，歯科矯正治療後のアフターフォローにも有効に活用されています．また，歯肉縁上の残存歯質量がきわめて少ない大規模な歯冠部歯質欠損や，前歯部での少数歯の欠損補綴治療にも，コンポジットレジンを活用した大規模修復が可能となり，患者の協力を得ながらメインテナンスを継続することで，良好な予後が期待できます．新たに開発された接着材やコンポジットレジンの特性を正しく理解することで，効果的な臨床活用が可能となります．

　多くの歯科医師にとって身近な修復方法であるコンポジットレジン直接修復について，現在の臨床での拡大された適応範囲と，適切な修復操作方法について，マスターする必要があると考えています．「JTコンセプト　マスターコース」では，10日間の講義・実習を通して新発想のコンポジットレジン修復を完全攻略することを目標にしています．田上順次先生をはじめとする10名の講師による講義と，8ケースの模型実習によって，新発想のコンポジットレジン修復を幅広く体験可能です．接着歯学の基礎から医院導入への具体的アドバイス，歯科医院経営における有効活用の方法まで，一貫して習得可能なワークショップとなっています．

適応範囲の拡大につなげる
コンポジットレジン修復Q＆A　　ISBN978-4-263-46186-0

2025年3月20日　第1版第1刷発行

　　著　者　高　橋　真　広
　　　　　　田　代　浩　史
　発行者　白　石　泰　夫
　発行所　医歯薬出版株式会社

〒113-8612　東京都文京区本駒込1-7-10
TEL.（03）5395-7634（編集）・7630（販売）
FAX.（03）5395-7639（編集）・7633（販売）
https://www.ishiyaku.co.jp/
郵便振替番号　00190-5-13816

乱丁, 落丁の際はお取り替えいたします　　印刷・三報社印刷／製本・榎本製本
Ⓒ Ishiyaku Publishers, Inc., 2025. Printed in Japan

本書の複製権・翻訳権・翻案権・上映権・譲渡権・貸与権・公衆送信権（送信可能化権を含む）・口述権は，医歯薬出版（株）が保有します．

本書を無断で複製する行為（コピー，スキャン，デジタルデータ化など）は，「私的使用のための複製」などの著作権法上の限られた例外を除き禁じられています．また私的使用に該当する場合であっても，請負業者等の第三者に依頼し上記の行為を行うことは違法となります．

JCOPY ＜ 出版者著作権管理機構　委託出版物 ＞

本書をコピーやスキャン等により複製される場合は，そのつど事前に出版者著作権管理機構（電話　03-5244-5088，FAX 03-5244-5089，e-mail：info@jcopy.or.jp）の許諾を得てください．